U0379616

陈积芳 / 主编

阳光心态

老年健康生活丛书（第一辑）

胡光玉 / 编著

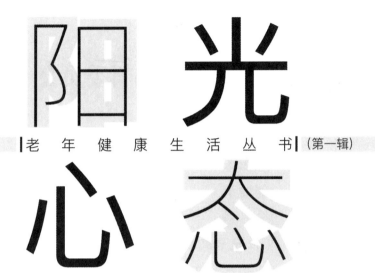

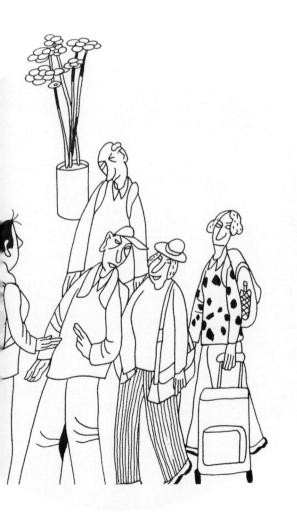

上海科学普及出版社

老年健康生活丛书编辑委员会

主　　编　陈积芳

副 主 编　郁增荣

秘 书 长　金　强

编辑委员　（以姓名笔画为序）

刘铭君　江世亮　孙建琴　娄志刚　蒋惠雍

阳光心态

编　　著　胡光玉

序 言

　　岁月流逝如滔滔江水，从朗朗童声和青春风茂之美好年代，转眼进入雪鬓霜鬟、步履蹒跚的老年。今天的老年人，为建设城市与家园付出了辛勤的劳动，理应健康安享晚年。每位经历人生光阴似箭的朋友，你感慨当今的变化吗？你珍惜眼前的生活吗？你回想过往的岁月吗？当你感到生命的航船可以平稳舒适地驶入又一番风景的港湾中，当你品味美好晚景夕阳红满天时，会有更多新的需要，新的念想。你想学习，可能会遇上陌生的问题；你也许会忧虑，因为你已展开又一个生命的重要阶段——老年。

　　上海这样一座2 400万人口的国际大都市，富有创新活力和文化底蕴。由于生活水平提高，医疗资源相对丰富，人均寿命增长，老龄化深度发展。60岁以上的老年人已达到33.2%，百岁老人占比达7.8‰，上海已进入国际标准的长寿城市。平均寿命达83岁，在国内仅次于香港。老年群体的各种需求势必越来越多，这是客观的存在。

　　正如老百姓说的俗语：金山银山不如健康是靠山。幸福的晚年生活，健康是第一条。而健康是老年人面对的最基本的大事，涉及老年阶段方方面面的综合知识、生活方式以及社会服务。比如,发达国家研究长寿课题并得出的结论,第一条就是晚年要有较好的社会交往活动,水、空气、睡眠和营养是基础保障,和谐适当的社会交际活动才是老年人生得以有内在动力的根本保障。因而唱歌跳舞、学用智能手机、旅游观光、含饴弄孙、莳花弄草、书法收藏、摄影交流、散步疾走等文娱活动,都是对老年健康有益的。

随着互联网科技的迅速发展和移动通讯的广泛使用,老年人想要跟上形势,学习新技能。如熟练使用智能手机,学会网上支付水电费、买快餐、订电影票、购买日用品等。

老年人饮食营养的保证很重要,易吸收的优质蛋白质、不饱和脂肪、新鲜蔬果中的维生素纤维素、转化能量的碳水化合物等,均要安排得当,科学合理饮食。这也是防治老年代谢病的重要措施。正所谓:管住你的嘴,学问真不少。

老年人的生命活动逐渐衰弱,有一些疾病"找上门来"也属正常,医疗与护理及保养都很重要。血压、血糖、尿酸指标,要了解这些基本常识,学习自我保健知识,建立健康管理理念。

说到老有所学,日新月异的科技创新的成就,也是老年群体所关注的。比如中国空间站将在太空的遨游,彩虹号深海潜水器,大口径射电望远镜,北斗卫星体系组成通信网络,5G信息科技传播的先进标准,量子通讯的安全原理,石墨烯材料充电新技术等,普通市民关心这些话题;老年人群,尤其是有深层次精神文化需求的老年人更是愿意与时俱进地学习。保持学习新知的好奇心,是心态年轻的标志。

更广义地讲，老龄产业是黄金产业。服务软件、营养饮食、老年教学、文化娱乐、康复辅具等方方面面，与老年人福祉相关的各类产品的设计与生产，急需资金和研发，并加以推广。

夕阳无限好，只是近黄昏。年老之人应修悟宁静淡泊的心态，保持慢节奏的生活姿态，从容不迫、优雅舒坦地过好当下的每一天。这需要有平衡的心理与情绪，预防可能发生的忧郁或焦虑的心理疾病。步入老年阶段，坦然面对衰老，平安幸福地过好晚年生活，我们每一位老者都准备好了吗？

为了关爱老年读者群体的精神文化生活，为他们提供更为广阔的视角和思考空间，乐享健康，乐享生活，智慧养老，科学养老，上海科学普及出版社精心策划了"老年健康生活丛书"。邀请各领域富有经验的专家学者为老年读者精心打造，第一辑推出《阳光心态》《经络养生》《健康管理》《老少同乐》《智能生活》《家庭园艺》《法律维权》《旅游英语》《科普新知》《智慧理财》共十种，涉及老年人群重点关注的养生保健、心理健康、法律法规、代际沟通、社会交往等主题，精心布局，反复研讨，集思广益，从老年读者的视角，以实际生活为内容支撑，通俗易懂，图文并茂。可以相信，"老年健康生活丛书"一定能服务于上海乃至全国的老年群体，发挥积极的科普和文化传播作用，为促进国家老年教育、老龄事业的发展做出应有的贡献。

陈积芳

2018年8月

目　录

第六篇　心灵花园

后记 / 197

第一篇

宁静养生

养心·静心

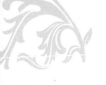

养心·静心

　　人的健康，一般地说，包括生理健康和心理健康两个方面。早在1948年，世界卫生组织（WHO）就指出，心理健康是人的健康的重要组成部分，并提出"健康不仅是没有病和不虚弱，而且是身体、心理和社会功能三方面的完美状态"的论断，可见心理健康的重要性。然而，人们却往往忽视心理健康。在他们的脑子里，养生就是身体养生，就是参加什么运动最养生，吃什么最养生。却忽视了养心，甚至连什么是养心，如何养心都茫然不知。

健康长寿的重要法宝

　　其实，养心也是健康长寿的重要法宝。古人说："养生先养心，养心一身轻，心静血清，血清无疾。"世界卫生组织指出，影响人类健康与寿命的有诸多因素。其中15%为遗传因素，10%为社会因素，8%为医疗因素，7%为气候因素，60%为人们的生活方式和行为习惯（其中20%为饮食因素,10%为运动因素,30%为心理因素)。可见,心理因素是影响人类健康长寿的最主要因素。现代医学研究认为,心理健康可促进身体健康,反之,心理上出现问题,会给生理造成病症,产生各种疾病,并明确提出"心身性疾病"的概念,它是指心理因素在疾病发生、发展、治疗等方面起着重要作用的一类躯体疾病。临床统计显示,由于心理因素而造成身体健康的失调,导致心身性疾病,高达就诊患者总数的80%～90%,如高血压、冠心病,除与饮食与生活方式有关,还与患者脾气暴躁、经常焦虑等负面心理有着密切关系。

人在各个年龄段都可能发生着不同程度的心理障碍,但相较于年轻人而言,老年人的心理问题更为突出。有资料表明,在60岁以上的人群中,近七成的老年人有着这样或那样的异常心理和行为状态,且总体呈上升趋势。

为什么心理障碍更容易缠上老年朋友呢?其原因如下:老年人对心理健康的重要性认识不足,对如何维护自身心理健康更是茫然;身体的衰老,感官的老化,引发老年人心理变化,影响了老年人的心理健康;老年人会承受更多的精神挫折,诸如疾病的多发,死亡的威胁,失去伴侣以及子女远离等;老年人适应能力下降,他们对社会的变化、生活的改变、社会交往等感到难以适应,因而产生心理危机。在这些因素的影响和冲击下,老年人很容易心理失衡,产生各种各样的心理障碍。养心,就是减少和避免心理障碍的产生,使自己的心态始终保持平衡,情绪始终保持稳定。所以,老年人不但要养身,更要养心,只有这样,身体才会全面健康。

养心贵在静心

养生之道重在养心，养心之道贵在静心。静心，简单地说就是把心静下来。其实，人的本源状态就是平静、安宁、祥和。只是因为外界的各种干扰和心中的无数烦恼导致内心的躁动，由此引发各种各样的心理问题，诸如暴躁、焦虑、苦恼等。要扭转这种不良心境，就需要养心、静心。

以静养心是良方，在古代，先贤很推崇"心静则安"。"静者寿，躁者夭。"曾子《大学》提出："定而后能静，静而后能安，安而后能虑。"老子在《道德经》中提出，"致虚极，守静笃""归根曰静，静曰复命"。药王孙思邈说："乐者长生，静则延年。"可见历代大家都在"静"字上下了很多功夫，都把静心作为摄养之首务。

现代医学对心静与人体健康的关系也做过不少有价值的研究。研究发现，人在心静时肾上腺素分泌适量，呼吸平和，唾液腺和消化分泌适中，血管舒张，血压和心率也正常，

静心

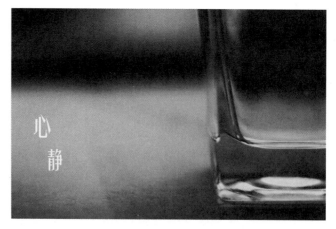

而这些生理反应均有助于身体内部的调和与保养。研究还表明，安静后大脑会分泌一种快乐物质——脑啡肽，使人产生愉悦感，进而促进健康。

在实际生活中我们发现，大凡静心者往往都能健康长寿。比如古代书法家欧阳询、颜真卿、柳公权，他们分别活到84岁、75岁和87岁；著名画家郑板桥享年72岁，这在当时可算是长寿了；现代漫画家华君武先生享年96岁，他的养生要诀是"平和、平静、平安"。书画家写字作画时专心致志，能凝神静气。有人说，如果按每天两小时计算，那么，一年就有七百多小时让"心"在不受任何干扰的状态下得到休息，这才是书画家长寿的秘诀。

静不仅能养心，还能益智，促人思考，有助于思维的发散。生活经验告诉我们，在静坐、漫步、沐浴等放松、安神的状态下，正是心最平静的时刻，这时，人的思维最活跃，最容易产生奇思妙想，不少的创新产品和设计就是诞生在这一刻。这就是"心静"的力量。

老年人如何才能把心静下来呢？古人对静心的论述，现代医学对静心的研究以及人们在养心实践中总结出来的经验体会，都是值得我们学习和效仿的。

心要"净"

净，即纯洁、干净，换句话说，就是要心正。一位哲人曾说过："若要获得平和的心，那就让心留下空白。"如果

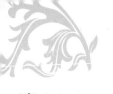

心中杂念太多，欲望过盛，那就很容易被世间五色所惑、百味所迷，就会心神不定，很多人心难静、气难顺，均与此有着千丝万缕的联系。正如无名禅语曰："人生在世如身处荆棘林中，心不动则人不妄动，不动则不伤；如心动则人妄动，则伤其身痛其骨，于是体会到世间诸般痛苦。"我们无论身处何处，无论外部世界多么喧闹，都应保持心静，知道自己要什么，不要什么。这样，我们就不会被这世界的一切喧闹所惑。

所以，人要内心清静，就要看淡得失、减少欲望、知足常乐、不为所欲为，保持一颗平常心，把日子过得淡淡然然，那么，身体也就能健健康康。

让生活慢下来

即生活节奏放慢，行为放缓。心理学研究发现，人能否静心与生活节奏的快慢关系密切。生活节奏快，人的心率就加快，心就难以平静；反之，生活节奏放缓，心率就趋于正常，心也就能安静下来。老年人由于生理各项机能减退，其思维反应的能力及肢体的灵活性都有所下降，慢生活对于老年人是必须的。同时，人老了，属于自己的时间多了，不再需要抢时间、求速度，可以好好地放松自己，把时间安排得宽裕一些，让日子过得舒适舒心，心自然就安定、平和。

管控好情绪

我们在日常生活中都有这样的体会，情绪稳定时，心就会平静；情绪起伏，则心神不安。所以，人情绪的变化与心能否安宁息息相关。最让人心乱、神乱的是那些过度的情绪，如大喜、大悲、大怒，人在这种状态下，往往会感觉"我的心在怦怦地跳""我的心都要跳出来了"，可见太"过"的情绪对心的影响之大。现代医学研究发现，激动10分钟等于快跑3 000米，此时身体分泌物含强烈毒性，对心脏的威胁极大。因此，老年人应该尽量避免那些能引起情绪急剧变化的因素，尽快离开那些引起情绪波动的环境，并善于在刺激中保持平衡，及时调整、稳定情绪，让心得以平静、安宁。

此外，还可以参加一些静息活动。书法、绘画、读书、听音乐、打太极、练气功等都是极好的静息活动。写字、作画能使人专心致志，让人沉浸在"凝神静思"的境界中，让"心"趋于平和、静息的状态；阅读书籍，使人心静，减少烦恼与郁闷。古人云："书者，抒也，散也。抒胸中之气，散心中郁也。"听着那些轻柔、舒缓的音乐，既是美的享受，又是一种很好的松弛方法，使人心平气和；打太极、练气功，也都是止心一处、物我两忘的"静息心法"。老年人可根据自己情况，选择其中一二项，并常年坚持下去，使心静体健。

作家毕淑敏说："心宁是个宝。""心宁才能排除干扰，心宁才能知己知彼，心宁才能胜不骄败不馁一往无前，心宁才能在命运面前观察到更多细节，看到胜利的微光和危险的端倪。心宁才能在婚姻出现裂隙的时候，有勇气和耐心操刀持针修补它，心宁才能在生活露出支离破碎猥琐不堪一面的时候，固守底线，沉着应对不绝望不放弃。逆风行进，就算匍匐在地也会低姿向前。心宁是个宝，提高我们的心宁度，才能不闪烁、不遮蔽，直视前方。没有心宁，就丧失了一生的幸福。"

学会"慢生活"

"慢生活"的概念是意大利人卡尔·霍诺在1986年提出的,现今已成为世界关注的话题。近年来在我国的媒体上也常常能见到这个词汇。什么是"慢生活"?"慢",指的是速度,跟"快"对应。简而言之,慢生活就是放慢生活节奏,将自己的行为和动作减缓。放慢生活节奏,既指时间安排要宽裕,不能太紧迫,又指事情安排要松弛,不要刚做完一件事又立即开始另一件。行为动作减缓则包含了更多内容,诸如起床、进餐、行走、运动,乃至排便都需要缓慢。

心境悠然

"慢生活"不仅指速度,也是一种对生活的态度,一种心境的悠然,一种生活的艺术。有意放慢,也是人类本能的欲望,告老赋闲,悠然清闲,不正是我们所向往、所追求的一种生活状态吗?一位思想家说过,"闲"是人类解决物质需求之后的精神追求。因此,放慢不是懒散,不是拖延时间,更不是停止,而是将生活过得更有意义。

"慢生活"更是一种防范诸多疾病的有效举措,现代医学研究显示:"慢生活"可以改善和调节人们生理功能和心理状态,起到调节生命节律的作用,愉悦身心,解除疲劳,使人体的神经系统、内分泌系统经常处于舒缓运转的状态,改善循环和增加血液流量,进而达到防范疾病、增强体质的目的。

享受"慢生活"

那么,老年人如何做到"慢生活"呢?

摒弃"求快"习性

现实生活中,有些老年人"求快"已成为习惯,他们一旦遇到问题就发"急"。比如,在等候电梯时不停地按键,总想着电梯能够快点到达自己的楼层;若在餐厅排队就餐等候时间较长,便会不耐烦,抱怨工作人员手脚慢,嫌弃前面的人动作慢;等待红绿灯过马路时,抱怨红灯时间过长,迫不及待地想要穿过横道线;坐公交车时,嘀咕车开得慢,又被旁边的车子超越了。也有一些老年人喜欢把速度与效益等同起来,将慢与浪费联系在一起,总认为快比慢好。

诚然,"快"能带来效益,但有时也会起到反效果。生活经验告诉我们,凡事图快,指望一蹴而就,毕其功于一役,结果往往事与愿违。比如,有的老年人坐地铁,到闸机旁刷卡时却找不到卡,顿时急躁起来,越想快越是无法找到。此时,如果静下心来仔细回忆,慢慢寻找,也许很快就能想起放在哪里了。类似这样欲速则不达的情况，相信不少老年人都经历过。笔者就曾有这样一次经历。记得那是一个休息日，和妻子一同绕绒线，因绒线比较乱，经常打结，笔者有些心急，就使劲去拉拽，谁知越拉越乱，最后成了死结。妻子见后，不慌不忙，仔细地将打结情况看了一遍，慢慢地理出了头绪，结也很快解开了。这件事使笔者懂得了凡事勿心急、勿求快的道理，还将由此引发的感悟撰写了一篇题为《解结》的文章，刊于《新民晚报》"灯花"栏目中（1984年2月3日）。

心急求快，有时还会惹来祸端，某报刊曾登过一条新闻：年过七旬的张老伯去超市购物，为了买廉价鸡蛋，急忙向销售点奔去，就在来到排队处时，突然脚一滑摔倒在地，并带倒了边上排队的阿姨，致其摔伤，经法院调解，张老伯赔偿6万元。老年朋友们，千万不能着急奔跑，张老伯的教训实在太深刻了。

凡事操之过急，对人体的伤害也是相当严重的。据医学文献记载，老年人心脑血管病的发作，往往与其动作过快、过猛有关。现代医学研究显示，高血压、心脏病患者中，急性子的高居90%，糖尿病患者中也有60%以上是急性子，女性甲状腺患者90%以上属于急性子。医生还告诫大家，呼吸太快会伤肺，喝水太快损心脏，吃饭太快易得癌……可见，一个"快"字对健康构成了明显威胁。

总之，心急求快，对老年人来说有害而无益。老年人应当对此有清醒的认识，并努力摒弃急于求成的习性。

合理安排时间

退休后属于自己的时间多了，老年人应该如何安排大把的清闲时间呢？是不知所措，整天无所事事白白消磨时光？还是依旧忙忙碌碌，处于事情比上班还要多的"无事忙"状态？显然，这都不是我们提倡的，前者有可能"太闲了，憋出病来"，后者则可能"太忙了，累出病来"。因此，要善于支配时间，通过对时间的合理安排来调整生活节奏，让生活慢下来，最好的办法就是制订作息表，使自己的生活变得有规律。

例1：吴老伯，83岁，健康状况一般。他的作息时间如下：晨练半小时（走路），上午两小时读书、写作，一小时与老伴一起做午饭。下午一个小时看报，一个小时与老友聊天或下棋，还有一小时健身。晚饭过后的两个小时则看看电视，继而就寝。

例2：周阿姨，72岁，身体较好。她的作息时间表如下：早上6点至7点间完成起床和吃早餐，8点跳广场舞，然后买菜。10点左右回家，收拾房间、洗衣服。12点午饭过后小睡至下午2点，再去参加社区活动，16点左右回家准备晚饭。晚上看完电视后，22点就寝。

不难看出，上述两则案例作息时间安排有较大差异，吴老伯的安排简单明了，他把每日作息分成早晨、上午、下午和晚上四个时段进行安排，以便记忆和执行，时间安排也较宽裕。每天只安排了八小时，体现了"慢生活"的要求。另外，每天生活内容的安排也较多样，既有读书、看报、写作等脑力活动，也有家务劳动，还不忘交友和体育锻炼，日子过得有意义、有情趣。周阿姨的时间安排比较细致，从早到晚安排得井井有条，但是排得满了一点，显得生活节奏快了一点，似乎多了一份忙碌，少了一份休闲，多了一份娱乐，少了一份学习。

勿 急 勿 躁

　　人上了年纪,身体的适应能力、反应能力都会降低,这使得老年人在日常生活中注意一个"慢"字显得尤为重要。那么,在生活中有哪些方面需要注意一个"慢"字呢?

起床慢

　　医学知识显示,夜里、早晨起床动作太快,会使血压降低,导致脑缺血,眩晕摔倒,心脏容易骤停。因此,医学专家经常强调三个"半分钟":醒过来在床上躺半分钟;起床后坐半分钟;两条腿落地后在床沿再等半分钟。经过以上步骤,大脑供血趋于稳定,可减少心脏骤停的概率,降低猝死、心肌梗死和脑卒中的可能。

进餐慢

　　即在进餐时细嚼慢咽。其道理很简单,"慢"可以助消化,也利于营养吸收,为肠胃减轻负担,也可避免因进餐快而导致异物阻塞食道,损伤食管黏膜,引发窒息的严重后果。老年人由于牙齿残缺不全,咀嚼能力减弱,往往就忽略了细嚼慢咽,不经意就快了起来。因此,在进餐时要经常提醒自己"慢慢吃"。

排便慢

　　不少老年人都有大便不畅或便秘现象,如果排便时心急、求快,或是用力过猛,就容易引发意外。最近报刊上就有一则报道:70岁的王大爷患高血压10年,最近出现便秘情况，有天早上好不容易来了便意，他心一急，由于用力过猛突然导致头晕目眩，突发脑溢血，一头栽倒在地上。其实，像这样不幸的事件我们曾不止一次有所耳闻，所以，老年人（尤其是患有心脑血管病的老年人）在排便时一定别太心急，慢慢来。

走路慢

老年人走路要慢步缓行，保持平衡和步履稳健，切不可急于赶路。尤其在过马路时，一定要做到"宁停三分，不争一秒"，以防止和减少意外伤害。

慢运动

慢运动是"慢生活"的内容之一，老年人宜参加强度较小、节奏较慢的运动，例如走路、打太极拳等。切忌运动过多，过于激烈。国外一项科学研究表明，生命并不在于拼命运动，而是要放慢节奏，慢运动能帮助人们减少烦恼，收获心灵的宁静和身体的健康。

讲话慢

慢言可以养量，讲话要经过思考，不要像机关枪一样乱说一气，以免惹出麻烦，覆水难收。

总之，老年人在日常生活中多注意一个"慢"字，可避免许多伤害，使老年人度过一个健康、幸福的晚年。

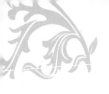

静心读书

　　老年人退休了，离开了工作岗位，无须朝九晚五，但读书、学习不能忘却。周恩来总理生前常说："活到老，学到老。"心理学提倡"终身学习观"，即无论到了多大年龄，都应该不断学习，接受新事物。面对日新月异的形势，老年人只有不断学习，看点书、读点报，才能适应生活，与时俱进，融入现代社会。而且勤学习、多读书，可以丰富、充实老年人的晚年生活，保持心境宁静愉悦，有益身心健康。

　　书是知识和智慧的结晶，是人类进步的阶梯。英国大文豪莎士比亚说，"书籍是全世界的营养品。生活里没有书籍，就好像没有阳光；智慧里没有书籍，就好像鸟儿没有翅膀"。

读书的智慧

　　人为什么要读书？英国著名哲学家、科学家培根在《论读书》一文中说："读史使人明智，读诗使人聪慧，演算使人精密，哲理使人深刻，伦理学使人有修养，逻辑修辞使人善辩。总之,知识能塑造人的性格。"宋真宗赵恒《励学篇》中云:"富家不用买良田,书中自有千钟粟。安居不用架高楼,书中自有黄金屋。娶妻莫恨无良媒,书中自有颜如玉。出门莫愁无人随,书中车马多如簇。男儿欲遂平生志,六经勤向窗前读。"这是古代文人的读书之道。如今,时代变了,社会进步了,对老年人,有智者说是"书中自有晚霞福,书中自有银发乐,书中自有福乐寿"。

读书可以增知益智。西汉经学家刘向说:"书犹药也,善读之可以治愚。"东汉哲学家王充在《论衡》中说:"智能之士,不学不成。"现代学者季羡林先生说得更是透彻:"人类脱离了兽界以后,就开始积累智慧,文字发明后,把脑海里记忆的东西搬到纸上,就形成了书籍。书籍是人类智慧代代相传储存的宝库。后一代人可通过读书,继承前人的智慧,永远不停地向前迈进,而禽兽没有这种本领,每一代都退回原点,从零开始,一只蠢猪,从一万年以前到今天仍然是这样蠢。"

生活当中那些博学多才的人,都是酷爱读书、勤奋学习的人。如2017年辞世的冯其庸先生,据媒体介绍,抗战期间冯其庸一度辍学四年,成了家里的全劳动力,但所有的辛劳和苦难都没有消磨掉他的求学之心,下地干活时,他带着书;休息时,别人歇息聊天,他看书;晚上更是不顾一天劳累,一根蜡烛一本书,读到深夜。这四年里,冯其庸用抠出的时间读完了《论语》《孟子》《古文观止》,读完了《三国演义》;读完了金圣叹评点的《水浒传》《西厢记》,读完了《唐诗三百首》《古诗源》。因为读得熟,《西厢记》的很多曲词都能朗朗背诵,《唐诗三百首》《古诗源》则是几乎整本书都印在了"脑子里"。正是由此打下的基础,使得上学不

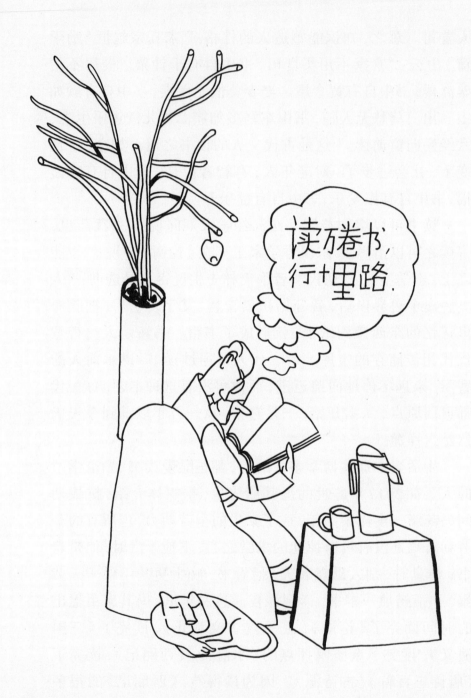

多的冯其庸,日后成为一位著名的红学家。

一个人如果几天不读书、不学习,知识的储备显然就会不足。正如宋代诗人黄庭坚所说:"三日不读书,则义理不交于胸中,对镜觉面目可憎,向人亦言语无味。"清代大学士张英曾经说过,整天不看书,安闲逸乐无事可做的人,他的起居出入,身体心灵也没有安放的地方。

黄金屋·益寿亭

读书能益智,还能益寿。书中不仅有"黄金屋",更是一座老年人需要的"益寿亭"。

一个患病多年的老年人在与疾病的抗争中感悟道:"调身养体勿离书。"他认为,读书是最简便、最快乐,也是调适心情最好的办法。读书让人远离尘嚣,心境回归宁静。读哲理经典,能提升思想境界,使胸怀变宽广,不再为烦情琐事而烦恼;读人文历史,了解人类生息脉络,以古为镜,情怀变得通达淡定;读励志书籍,看贤人志士如何面对困难,增强抗击疾病的意志和信心。

读书是积极的思维方式,能使大脑充分活动起来,有效地防止生理老化,延缓大脑衰老。人的大脑就像一台机器,多用则灵,不用则锈。大脑神经细胞功能总会有衰退,脑细胞数量逐年下降。延缓脑细胞衰老和减少脑细胞死亡的最有效方法,就是让脑细胞工作起来,像锻炼身体一样"运动"起来,使大脑产生一种叫做神经肽的物质,增强细胞免疫力,健脑益智。读书时犹如做"大脑保健操",能使脑细胞得到很好的保养。人用脑越勤,大脑多种神经细胞间的

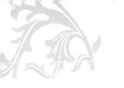

联系越多，脑子就越灵活。生活中，那些一辈子深度用脑的人，无论多老都精神矍铄，思维敏捷。百岁老人也大都集中在那些深度用脑的人当中。所以，多多用脑是最好的养生方式和长寿秘诀。挪威科学家、诺贝尔生理学或医学奖得主爱德华·莫泽夫妇认为：近半个世纪的全球人口寿命增长超越了前十个世纪，这与信息爆炸促进大脑高速运转直接相关。人类发展指数越高的国家，其国民平均寿命增长也越快。

罗素说过，人拥有更好生活的前提是拥有丰富的智力游戏。而那些不工作、不"运动"的脑细胞衰老得快，死亡率高。德国图卢兹老年大学有一条校训："停止学习之日即开始衰老之时。"

书是人类的净化器

书是人类的净化器，即使有忧愁、烦恼，也会因为书中的情趣和韵味使不良情绪得到化解。清代教育家颜元曾说："余生无过人之处，只好读书。忧愁非读书不释，忿怒非读书不解，精神非读书不振。"法国哲学家孟德斯鸠也曾说过："学习对于我，是驱散烦恼的最好方法，任何痛苦无不在读书时得到缓解。"用读书来洗涤心灵，达到历练性情、清新精神、修身养性、愉悦身心之功效。

当代著名学者史树青认为："读书可以健身——读优美典雅的诗篇，有利于胃病的愈合；读悠然小品之类的书，有助于神经衰弱的医治；读小说能使患者精力集中，有助于康复。"

诺贝尔物理学奖获得者杨振宁先生说过："一个喜欢读书的人不容易老,多看书,可以跟得上时代发展,与时俱进,人就显得年轻。"

晚清名臣李鸿章视读书为修身养性的法宝,他说："余平生最喜读者,为韩愈《论佛骨表》,取气盛也。多阅数十篇,得神志,譬如饮食,但得一肴,适口充肠,正不求多品也。"又说："体气多病,得名人文集,静心读之,亦足以养病。"

读书可以抗衰老、益寿延年,也得到许多研究的证实。有研究发现,爱读书的人比不爱读书的人具有明显的"生存优势"。美国耶鲁大学公共健康专家进行了一项长期调查,在过去11年中,他们跟踪记录了3 600名50岁以上男性和女性的健康与阅读习惯,研究表明,每天读书的时间越长,寿命就越长,截至1/5的研究对象死亡时,爱读书的人比不爱读书的人平均寿命长2岁。

"到老更惭知识浅,余年应是读书时。"读书学习的确是老年人晚年的一件乐事、益事,是人生的一种修行,一种享受。老年人要不断地为大脑充电,为心灵除尘。在平时的生活中,应该多看、多听、多写、多想、多学习、多用脑,把读书学习当作每天的必修课程,养成读书的好习惯。人活到老就要读到老,学到老。

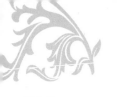
"老而多疑"心病起

正如有人所说："多疑伴随时间的脚步来到我们身边。"人老了为什么会多疑？这主要是因为人到老年，常常会出现一系列生理功能衰退和心理老化的现象，如视觉不明、听觉不灵、记忆不强、心胸狭窄、精神过敏等。由此会产生心理恐慌，判断力下降，容易主观臆断，进而出现多疑。老年人的多疑是一种精神老化的现象，是属于一种心理上的变态。

消极的自我暗示

何谓多疑，通俗而言就是无缘无故地对一些自己并不知道的人或事进行各种假设、猜想，把许多毫无联系的现象通过所谓的"合理想象"拉扯在一起，并让自己信以为真。心理学则认为，多疑是一种不符合事实的主观臆想，是一种消极的自我暗示。

很多老年人可能都知道"杯弓蛇影"的故事。《晋书·乐广传》上说，有一个人在饮酒时看见酒杯里有一条蛇，吓得生了一场大病。后来知道原来是屋角上一张弓的影子照在杯子里,于是他的病也就好了。显然,那个喝酒的人就是一个多疑者,他得的其实就是心病。《列子·说符》中的"疑邻盗斧"的故事大家应该也不陌生,那个丢失斧头的人也是因为多疑,而无端怀疑是邻居儿子偷了他的斧头。

笔者认识一个郑阿婆,79岁,子女说:"老太身体还算硬朗,就是记性不好,自己放的东西经常找不到,总觉得被人偷去了。"日常生活中,郑阿婆对自己的东西十分在意,对外人格外提防,钟点工做清洁时,她会紧随左右,跟前跟后,弄得钟点工很不是滋味。有一次,她发现床头的小盒子里的钱少了50元,于是就质问钟点工,钟点工矢口否认,直喊冤枉。为这事,老太还叫来儿子,儿子知道老太又犯了疑心病,只好向钟点工说明解释。

老年人多疑表现在许多方面,如郑阿婆的疑偷。此外还有疑虑老伴不忠,怀疑别人说自己坏话等,最多见的就是疑病,对自身的健康状况特别关注,倘若感到身体有微不足道的不舒服也会紧张万分,常与医学书上描述的某种疾病"对号入座"。

《医学不能承受之重》一书中就讲了这样一个事例:"我肯定是得了病,医生怎么就是查不出呢?"58岁的刘大爷,3个月前偶尔出现鼻塞,半个月后,他发现自己似乎病得越来越重,面色不佳,并伴有头痛。于是急切地求助于网络,整天上网搜索与自己"症状"相关的信息,认为自己好像与白血病的症状类似。于是,刘大爷顿时觉得自己虚弱不堪,并出现失眠、食欲不振的症状,体重也急剧下降。他反复到医院检查,医生告诉他检查结果没有大问题,建议他好好休息,但刘大爷就是不信。情绪低落,整天纠结于自己

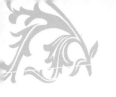

的"疾病"，甚至在焦虑之时还写下了给老伴和子女的遗书。

可怕的心理误区

多疑，是一个可怕的心理误区。英国科学家培根说过："猜疑之心犹如蝙蝠，它总是在黑暗中起飞。这种心情是迷陷人的，又是乱人心智的，它能使人陷入迷惘，混淆敌友，从而破坏人的事业。"爱默生也说过，好犯疑心病是一种慢性自杀。一个老人如果被多疑缠上，那么他的生活就不会自在，猜疑总是隐隐约约地在心灵深处"骚动"，使他胡思乱想，疑东疑西，心烦意乱，惶惶不安。从而影响自己的情绪，有损身心健康。心理学专家曾对这种人做过心理测定，发现他们在犯多疑病的日子里，心跳加快，血压升高，内分泌出现某种混乱，大脑电波有某种异位，他们多数人会患上不同程度的神经衰弱症、血管硬化症、高血压症。中医专家经过大量病例研究发现，多疑、思虑过度，可造成气血、精神系统功能紊乱，轻者经常失眠，重则精神错乱，丧失理智。

不仅如此，多疑还会导致人际关系紧张，因为多疑而不再相信他人，总是把对方的思想和行为往坏处去想，处处设防。这样导致的后果是，其他人也会远远地躲着这类人，不愿意和他们交往，因此多疑的老人朋友很少。

防止多疑症

防止多疑症的首要办法，在于放弃"假定"。多疑者的猜疑没有事实依据，往往是捕风捉影，缺乏逻辑性和推理性，甚至十分荒谬。因此，要消除多疑心理，首先就要弃假定，否定不顾事实的想当然，防止先入为主的假定产生心理定式。老年人要保持头脑清醒，本着实事求是的原则和科学的态度，以事实为依据分析、思考问题。

开阔胸怀、豁达大度是防止多疑症的重要办法。一般来说，有疑心病的人往往会陷入思维死角，好钻牛角尖，总是从消极的方面去观察别人、看待事物，疑神疑鬼。因此，老年人要健全性格，对那些无关宏旨的小事情大度些。放宽心，任它去，不较真，糊涂点。

不要那么敏感，也是防止多疑症的好办法。过度敏感的人容易陷入多疑的误区，容易无端生疑。别人无意的一句话，他都要胡思乱想一整天；别人心里不高兴，脸色不好看，就疑心是针对自己的。过于敏感的人太在乎别人，活不出自我，注定自己不好受。

人至夕阳，心态应当平和一些、平静一些，心境应当宽阔一些、愉悦一些，对人对事豁达一些、大度一些，对面临的疑问多做减法，将"多疑"赶出我们的生活。放下"多疑"的包袱后，身心就会更加自在，身心就会更加健康。

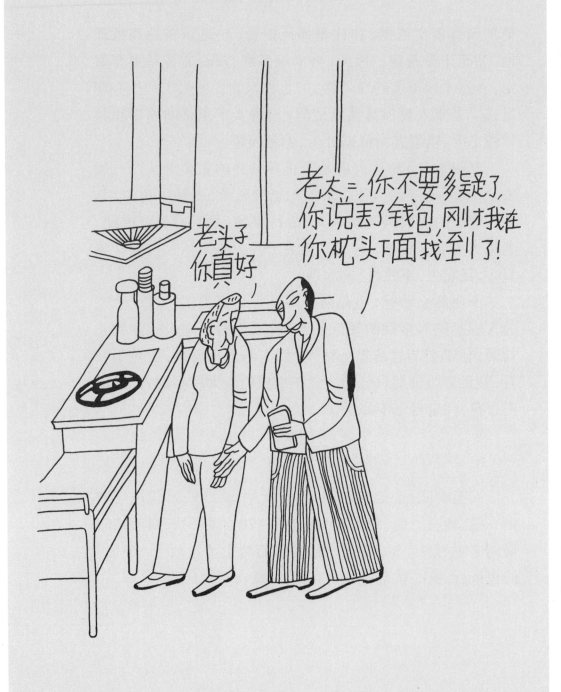

"断舍离"的智慧

"断舍离"这一观念源自日本山下英子的《断舍离》一书。作者在书中提出了一种全新的家居整理收纳术，通过对物品进行分类、减少、简化、取舍，为人们省出整理的时间、空间、劳力和精力，让自己的家获得游刃有余的空间。"断舍离"指什么？按山下英子的阐述可以简单概括为：断，就是不买、不收取不需要的东西；舍，就是处理掉堆放在家里没用的东西；离，就是放弃对物品的迷恋、执着。

体悟"断舍离"

作者倡导的杂物管理的新概念，是希望通过减少购物、减少囤积来改变人的生活方式。我们从她的理论里体悟出了另一种"断舍离"，即除了物质，心理上、精神上的重负同样需要"断舍离"。

生活中有的老年人长期纠缠于某件事情不肯了断，有的老年人苦苦为情所困，舍不得放下。还有的老年人执着

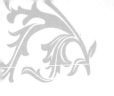
于名利，不愿抛开。对物质的恋旧会给生活带来不便，赔上的只是空间、时间、劳力和财力；精神上的恋旧更让人不堪重负，让人心灵受伤。老年人应该像对待物品那样对精神上的重负来一场梳理，该了断的了断，该舍弃的舍弃，该放下的放下，从重负中解脱出来，以获取身心宁静和心灵的自由。

告 别 过 往

有一种断是和过去的不愉快做个了断。笔者的老邻居周阿姨60岁出头，性格比较内向，平时很少外出活动，主要在家操劳家务，生活中有时会因一些琐事跟儿媳产生矛盾，偶尔儿媳会顶撞几句。为此，周阿姨很不高兴，好几次跟笔者诉说了儿媳的无礼和自己的委屈。开始几次，笔者还是比较认真听她一遍又一遍地诉说，后来在很长的一段时间里，每次碰到，她都会喋喋不休地谈那些事，而且每一次内容几乎相同。前些时候，笔者去了原来的住处，很巧，在那里遇到了周阿姨，谁料到，她别的没说，却又一五一十地诉说那些不愉快，还在为那些事耿耿于怀。试想，长期不能了断那些不愉快的琐事，心能宁静吗？还会有好日子过吗？

生活中不顺心的事是常有的，俗话说"不顺心的事十有八九"。想要做到顺心，就要及时了断，让不愉快过去。往事已成云烟，不必再把那些不愉快放在心上。老年人要学会善待自己，学会与自己和解，不要总是纠缠自己和他人的功过，若老是念念不忘别人的缺点和错误，实际上深受其害的是自己的心灵。而跟过去的不愉快了断，不再计较，乐于忘怀,就会多一分心平气和的心态,就能达到心净,而心净则是养生长寿的重要秘诀之一。

舍得"舍"

还有一种舍最令人难过。随着岁月的流逝,老来失伴,挚友作古,这都是难以避免的。生命无常,每个人的生死都是非你所能左右,其实,人生最确定的事情就是会离去。世界上最大的悲伤无异于至亲的离去,而暮年丧偶是生命中最沉重的打击,是最让人难过的"舍",可是你也得舍,只能舍。

笔者的同事金老师是一名外语教师,她的老伴也是某高校的退休外语教师,他们夫妇相敬如宾,生活非常幸福。可是,2017年冬季的一个早晨,老伴因心肌梗死突然离世。这对金老师来说实在是巨大的打击。我们去她家看望时,她向我们诉说了这些天的悲伤心情,她说,自己和老伴的感情一直很好,婚后四十多年没怎么红过脸。人怎么这样脆弱,说走就走了,一个活生生的人,刹那间变成了挂在墙上的一张照片,真的无法接受。这几天她常常泪流满面,寝食难安,就像掉进了无边的黑暗,人变得恍恍惚惚,整天处于悲伤失控的状态,有时真想去追寻老伴,一起离去。

金老师丧夫之痛是必然的,她的悲伤是很正常的,几乎所有的人在失去亲人时都会有这样的"居丧反应",别人对她的安慰与劝说在当时都显得苍白无力。

又过了一段时间,我们再次去看望金老师,一进门就见到她正在清理老伴的遗物,她告诉我们,准备将这些外文书

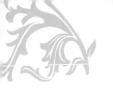
籍和书画捐赠给老伴生前任教的学校，那些照片和他们夫妇收藏的钱币送给子女，她自己则留下一张全家福……

看起来，金老师没有长期沉浸在痛苦之中，而是主动走出了人生阴影，从伤心中解脱，让心宁静。她在不断地舍弃，或被动，或主动，但是她舍得了。她说，经历了近半年的痛苦煎熬，开始慢慢地接受这个事实，并经常告诫自己，从现在开始，把注意力转移到当下及未来的生活中，好好地生活下去。

果断抛弃名利

离，除了放弃对物质的迷恋外，还有名利、权力和地位。有些老年人，尤其是那些从领导岗位退下来的老年人，面对退休后一切归零，没有做好心理准备。比如，有的老年人退休后无所事事，终日沉湎那些曾经的辉煌和现今"门前冷落车马稀"的凄凉，成天伤感地"宅"在家里，失落惆怅，唉声叹气，闷闷不乐，精神萎靡。有的人退休没过一年就病倒了。有研究表明，总在回忆中叹息伤感，会导致神经系统机能紊乱，产生焦虑、抑郁、自卑等负面情绪，以致丧失生活的勇气和信心。还会造成身体免疫力代谢能力和抗病能力下降，增加患各种疾病的风险。临床医学统计证实，有严重怀旧心理的老年人死亡率和癌症、心脑血管发病率分别比正常老人高3～4倍。

在曾经的岁月里，每个人都会有大小不一的"光环"，但这"光环"已是"过去式"。退休后，他们原来的名利、荣誉、权力和地位也就随之失去，过去的一切已经是"大江东去"，雄风不再,"花无百日红",别老躺在往日的万紫千红里无法自拔。当"光环"褪去,谁都要和柴米油盐打交道,谁都是一介布衣。正如有人所说,人一退休,官大官小都一样,所谓"正处副处都在一起散步,正局副局都是一个结局"。

人生是一场经历,不要把什么东西都看成私有物,退休了,就应是一切归零,不应再执着于功名利禄,该抛弃就应该果断地抛弃。谈到这里,笔者忽然想到前些时候媒体登载的一则报道:中国工程院院士秦伯益如何坦然面对退休。

2004年,秦伯益主动申请退休,报到中央军委获批准,他也因此被称为我国首位自主退休的院士。自此,秦老辞谢一切社会兼职,专注于自己喜爱的事情。他说:"有些人在位时叱咤风云、志满意得,退休后立即精神萎靡、牢骚满腹,根本原因就在于不了解老年生活的特点,没有及早为老年生活做好准备。相反,活得明白,尽早做好准备,即使到了耄耋之年,仍活得舒坦,活得潇洒,活得有尊严。"

退休后,没了工作压力,可以完全自由了,这是一段可以为自己活着的岁月。有了自由之身,就不能再作茧自缚,而应以平和淡定的心态看待一切事物,该了断的要坚决地了断,该舍弃的就要毫不犹豫地舍弃,该放下的也要果断地放下,这样才能心无旁骛,才能获取身心的宁静和精神的自由。

第二篇

心态养生

淡泊·知足

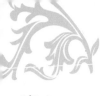

养生好心态

　　人们常说，心态好，一切都美好；心态差，一切皆糟糕。诗人汪国真在《雨中随想》中写道："心晴的时候，雨也是晴；心雨的时候，晴也是雨。"这样的感觉，不少老年人在日常生活中也时常可以体会到。比如：你若今天高兴，全身心都会觉得轻松，心情愉悦，内心总是乐滋滋的，周围一切仿佛也变得更富有朝气；若是心情不好，内心也会感到难受，无精打采，愁容满面，周围的世界对你来说似乎黯然失色。

心态对健康的影响

　　人到老年，重在养生，为了健康，老年人要有个好心态。心态好到底有多重要，有人打了一个比喻：就像那地里的幼苗，如果只看重肥料、阳光等外在因素，植物不一定都长得好，还要看植物本身的生存能力怎样。而心态好的人，就好比生存能力强的植物，能从周围的环境中汲取养料，茁壮成长。

所谓心态,就是人的心理状态,包括思想、感情、意志等方面。人有好的心态,也有不良心态,好心态是一种积极健康的表现,心理学称之为"心理平衡"。主要指乐观开朗、心胸宽阔、平淡知足等积极的心理状态;不良心态即心理失衡,主要表现为忧愁烦闷、心胸狭窄、欲望过多等消极的内心状态。

心理状态在人的各种状态中起到决定性因素。世界著名潜能学大师安东尼·罗宾说过:"影响人生的绝不是环境,也不是遭遇,而是我们持有什么样的心态。"对健康而言,心理状态最为重要。现实生活中,我们发现有的人不易得病,即使病了也好得相对较快;有的人则容易得病,且康复较慢,这与人的心理状态关系极大。

有关心态对健康的影响,专家们做了不少有意义的研究。心理学家贝卡利维对600名老年人的死因研究发现,心态好、性格开朗的老年人比其他人多活了7.5岁,而心态悲观者的实际寿命与预期寿命相比,死亡时间提前了19%。我国著名营养专家洪昭光指出:"健康有四大基石:合理膳食、适量运动、戒烟限酒和心理平衡。其中,最重要的就是心理平衡,若用100分计算的话,合理膳食占25%;适量运动和戒烟限酒两项合在一起的占比不到25%,心理平衡则占据了50%之多。"

可见,身体健康与疾病在很大程度上受心理影响,好的心态是健康的关键。可以说,心态好的人就等于掌握了调节健康的金钥匙。有人曾对世界著名长寿乡广西巴马县的81名寿星进行调查分析,这些人生活条件不一,生活境遇各异,爱好更是迥异,甚至有的爱烟酒,有的嗜肉……但他

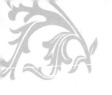

阳光心态

们有一个共同点,即拥有乐观、开朗、友善的性格。

美国加州大学洛杉矶分校的老年医学研究小组专门研究超级寿星(即110岁以上的老年人)的情况,他们在研究中发现,心态好是超级寿星们的共同特点。他们不讲究什么养生之道,也不吃所谓的养生食物,但普遍热爱生活、热爱劳动与锻炼。他们性格开朗、心态平和、乐观向上,与世无争,知足常乐,善解压力,因而长寿。

长寿老人的养生秘诀表明,虽然在饮食、运动、爱好等方面有千差万别的不同,但有一点是共同的——好心态。心态对于一个人的影响是非常大的,有人说过,"好心态的作用超过一切保健措施的总和",但我们知道,人要长久地保持好的心态其实并不容易。漫漫人生路,有美好,有遗憾,生活中总有一些不愉快的事情烦扰,使我们的心情变得糟糕。

管 理 心 态

好的心态取决于自己,自我是调整心态的关键。为此,需要我们认真思考,寻求方法,管理好自己的心态。

提高认识

心态是一种心理状态。说到心理,难免有一种神秘感。讲到心态养生,更是感到陌生,或许有些人会感到心态养生听起来有些虚无缥缈,做起来更是无影无踪,在他们看来,适当的运动与合理的膳食才言之有物,才是健康的保证。适当的锻炼、健康的饮食确实会对健康起到重要的作用,但这只有在心情愉悦的状态下才能充分发挥其作用。倘若心情郁闷、心态糟糕，一切的运动和膳食都只能是事倍功半。美国心理学家罗斯曼提出："积极的情绪，快乐向上的心态与经常性的身体锻炼相结合，才能达到真正健康长寿的目的。"也有人说："好心情、好心态才是健康长寿的重要法宝，才是养生诸法中的第一法门。"因此，老年人应该克服固有的思维定式，提高对心态养生重要性的认识。

热爱生活

对生活所持有的态度是衡量心态好坏的重要标尺。现实生活中有两种生活态度，即乐观和悲观。乐观者用积极的态度看待生活，总是看到生活光明的一面，天天都是春风桃李花开日；悲观者用消极的态度对待生活，总看到世界灰暗的一面，天天都是秋雨梧桐叶落时。乐观是一种积极向上的性格和心态，它可以激发人对生活的热爱，而悲观则是一种消极颓废的性格和心态，它使人悲伤、烦恼，失去生活的信心和勇气。老年人从职场上退下来后，很容易产生怀旧、失落等消极悲观的心态。因此，老年人应该加强学习，寻找乐趣，充实生活，热爱生活，增强对生活的信心，放大生命的光电。这样，才能让生命的余热发出绚烂的光芒，才会有"夕阳无限好，晚霞更艳丽"的积极心态。

拥有自信

自信，就是相信自己。随着年龄的增加，体力下降，精力越来越不济，不少老年人变得不自信起来，特别是对自己的身体和容貌。很多老年人经常在平日生活中唉声叹气，说自己"垂垂老矣，不中用了"，不断暗示自己老了，甚至有

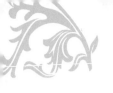

的老人连镜子都不敢照了。一个阿姨说，以前一天照八遍镜子，现在八天也不想照一遍镜子，不照不知道，一照吓一跳，头发白了，皱纹变多了，眼袋变大了，不照镜子，糊里糊涂不知变老，照了反而感伤，变得不自信起来。这个阿姨的衰老心情，可能在一些老年人中都有过。

年龄向前走，每个人每天都行走在变老的路上。衰老是人类的自然现象，谁也无法改变这个事实，但如果我们总是为了衰老而叹息，那么，老的影子就会在你跟前挥之不去，垂暮之感就会在你心中萦绕。这样，你的自信和意志就会被年龄和岁月磨蚀掉，消极的心理也会随之萌生，心态开始失衡。人不怕年龄的增长，就怕意志变衰。人老了，虽然不再有身体和年龄上的优势，但却拥有丰富的经验和人生阅历，老年人有理由自信。有了自信，才会有积极健康的心态。

调节情绪

情绪和心态的关系最为密切，它们相互影响。一般来说，正面情绪会带来积极向上的心态，而负面情绪则会导致心理失衡。有人说，20～30岁是人生的迷茫期，30～40岁是奋斗期，40～50岁是期盼期，50岁以后进入不安期。这里的不安期在很大程度上是指老年人的波动情绪、负面情绪，老年人的不良情绪最为多见的是抑郁、焦虑、生气。这些坏情绪如果没有得到很好地处理，就会影响到我们的生活质量、感受和处事态度。因此，老年人不可小觑对情绪的控制，当我们感觉心里不舒服的时候，或者生活中有些不愉快的事情发生时，这些都是坏情绪冒出来的征兆，应该主动及时地进行调节，使情绪得到稳定，从而拥有一个好心态。

营造好的心态还有很多办法,比如扩大兴趣爱好、增添生活乐趣等。

世有少年老,也有老少年。清代才子张潮在《幽梦影》中云:"少年人须有老成之识见,老成人须有少年之襟怀。"老年人要调整好自己的心态,给自己营造一份轻松,一份自由,活出轻松和美妙,让自己永远保持心理上的"青春态"。

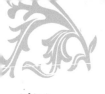

▓ 做个达观老人

　　一位哲人曾说:"你来到人间,要想生活的潇洒、自在,就应该有一种乐观向上的情怀。""乐观是地平线上那袅袅上升的热望与希冀,是普照生灵的不息的阳光,更是一份豁达与勇气。在乐观中撷取一份坦然,人生就会绚丽多姿;在悲观中摘下一片阴郁的叶子,就会瓦解人生存的勇气。当然,守住一份乐观着实不易,需要用心灵的伞撑起一片生活的绿荫。"这是《老年人心情快乐法》一书中的一段话,它告诉我们乐观对人生的意义,以及怎样用心守住一份乐观。

用心守住乐观

　　乐观并非天生,也不是人人都具有,但我们可以通过自己的努力逐步养成。

克服悲观情绪

　　悲观是一种消极颓废的性格和心境,它使人悲伤、烦恼、痛苦，从而在苦难面前一筹莫展。人至暮年，由于身体各个脏器组织及生理功能逐渐衰退，身心出现一系列的变化，衰老、疾病随之而来。经历了退休、丧偶、亲友过世等人生"负面事件"，以及由此产生的焦虑、抑郁、恐惧等"心理垃圾"，老年人在这些消极因素的影响下很容易产生哀伤、悲痛、消沉等悲观情绪。

　　现实生活中也确实有悲观的老年人，他们看待事物总往坏处想，看到的总是事物灰暗的一面，看到的总是沉沉的黑夜，致使精神萎靡、情绪低落，对生活缺乏热情，时不时沉浸在"已是黄昏独自愁"的无奈心境之中；有些悲观者整天悲悲切切，产生迟暮之感；还有一些老年人，时时忍受抑郁痛苦的折磨，他们的心田常是阴暗多雨；更有甚者会由于各种原因厌恶人世，视余生为畏途，走上自绝、自毁之路。这些都会严重损害老年人的身心健康，加速衰老进程和疾病的发生。因此，悲观是养生之忌，是老年人养成乐观心态的最大障碍。

　　而要克服悲观情绪，最重要的是要善于发现生活中美好的一面，正如有位朋友所说："我们的眼睛和手机拍照的功能是一样的道理，你想拍什么，你就能看到什么。如果你把手机对准一

乐观 ▼

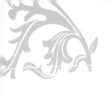

条黑臭的小河，那么你会得到这条黑臭小河的照片，你把手机对准河边鲜嫩的小草，那么你将得到一片鲜嫩可爱的小草。"快乐的人总是寻找生活中的鲜花，悲观的人只能看到生活的垃圾，因此老年人要用乐观积极的态度看待事物。

坦然接纳不幸

人生难免遭遇挫折，经历不如意，谁都难免遇到风浪，崎岖不平和蜿蜒曲折是人生的必经历程。

老年人该如何面对种种挫折和不幸呢？是坦然接纳，还是不愿意或者根本不具备接纳不幸的能力？不少老年人更希望拥有顺心如意的日子，不愿意承受、接纳麻烦和挫折，但一味拒绝和逃避反而更感痛苦和悲伤，将生命的前景陷入悲观绝望的心理状态中。如果我们能坦然接纳不幸，做到想得开、放得下，知道有生必有死，拥有必然伴随失去，凡事向低处想、向低处看、向低处比，保持乐观心态，把挫折看作人生难得的经历，那么，非但不会因为不幸受到打击，还会变得自信、乐观起来。林语堂在《生活的艺术》中说："能接受最坏的情况，我认为在心理上就能让你发挥新的能力。"梁启超给冰心写过："世事沧桑心事定，胸中海岳梦中飞。"世界虽然沧桑变化，我心已定，各种烦恼啊不幸的事啊，做一个梦，睡一个觉就过去了。这就是豁达、乐观。

如果真的遇到了不幸悲伤的事，应该如何面对？著名表演艺术家秦怡给我们做出了榜样。她的明星光环很耀眼，家庭生活却有点悲凉，身体也多次受到疾病的侵袭。据秦怡自述："我先后生过4次大病，开过7次刀，患过脂肪瘤、甲状腺瘤，摘除了胆囊，还得了肠癌。"在磨难面前，秦怡挺了过来，现已96岁高龄的她依旧精神矍铄，风采不减当年，依然忙碌在影视业。是什么帮助她跨越苦难，拥有跨越世纪的美丽？秦怡说："从精神上说，无论什么情况下，我都尽量保持开朗、乐观，就会始终充满青春的活力。"在烦恼和不顺的境遇面前，以豁达、乐观的心态去面对，让乐观帮助自己超越苦难。

保持愉悦心境

营造好心情

心境与乐观有着密切的关系，好心情是一种魔方，能让你拥有乐观开朗积极的心态；反之，则会变得消沉、悲观。不管在人生道路上走过了多少春夏秋冬，良好的心境可以让生活中的不愉快、纠葛"随天外云卷云舒"，使你红颜常驻。歌德夫人（朋友称呼她"阿佳夫人"）经历了生活的起起落落，经历了战争与和平，经历了疾病与健康。历经磨难，她的精神却没有被击垮，仍旧生活得很愉快。她说："我之所以高兴，是因为我心中的明灯没有熄灭。道路虽然艰难，但我却不停的去求索我生命中细小的快乐。如果门太矮，我会弯下腰；如果我可以挪开前进路上的绊脚石，我就会去动手挪开，如果石头太重，我可以换条路走。我在每天的生活中都可以找到高兴事儿。"她从不屈服于命运，始终保持愉悦的心境，生活得很快乐，她的心永远是年轻的。

然而，人不可能一直有好的心境，有时会很脆弱、很无助，尤其是老年人，在日常生活中有不少事情是不以我们的意志为转移的，无论过去、现在抑或将来，我们都有可能遭

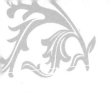

遇到不幸，从而产生或大或小的负面情绪。当意识到自己心境不好时，就应当及时调整。有位哲人说过："生活像镜子，你笑它也笑，你哭它也哭。"心境常欢悦，不忧亦不愁。

戒掉消极的心理暗示

科学研究认为，人是唯一能接受暗示的动物。"唉，老了，不中用了。"很多老年人喜欢把这句话挂在嘴边，念念不忘"吾已老矣"。其实，这是一种消极的心理暗示，会产生潜移默化的影响。研究表明，如果自我肯定为"非常不健康"的状态，那么很可能走上"自证预言"的道路。心理学认为，人的衰老首先从心理暗示开始。如果老年人一旦接受这种心理暗示，背上衰老的包袱，相比那种自信"我不老"的老年人，其身心更容易老化。专家指出：无论年纪多大，人体都会分泌一种叫白细胞介素－10的激素，它能促进代谢，保持年轻。而消极的心理暗示则会抑制这种激素的分泌，加速分泌促进老化的激素，使人老得更快。所以，老年人应当戒掉消极的心理暗示，多给自己一些积极的心理暗示。"我还年轻，我还能行。"让"乐观"的旗帜在心中飘扬，这会让你得以悠闲自在地生活，过好金色的晚年。

乐观是养生的不老丹，乐观是幸福的源泉。人生最难得的是好心态。心要放宽，要乐观，要拿得起，放得下，活得静谧糊涂一点，潇洒一些。保持心态的乐观，享受自在的生活。

宰相肚里能撑船

在生活中我们可能遇到一些人，他们或许会说一些让人感觉不舒服的话，或者做一些伤害我们的事，受委屈、吃亏或不被理解的事总是会不可避免地发生。面对这些，我们不妨选择宽容、大度。大度是一个人修养的体现，更是一个人智慧的体现，气度最能体现出做人的境界。"宰相肚里能撑船""大肚能容天下难容之事"说的就是做人要有度量，心胸要宽广。苏东坡云："胸中怀得了天地，肚中容得下日月。"只有这样，才可能容天、容地、容事、容人，才能做到无产阶级革命家陶铸所说的"如烟往事俱忘却，心底无私天地宽"。

心宽一尺　路宽一丈

做人要有度量，心胸宽广，凡事以大局为重，从长远着想，不拘泥于小节琐事，不计较个人得失，不理会流言蜚语，不对别人的过失斤斤计较，不对加诸己身的一切误解而耿

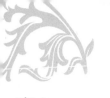
耿于怀，大度地对待伤害过你的人或事，始终与人为善。襟怀坦荡，豁达大度，不仅使自己的路宽广，也是为自己多打开一扇心窗。俗话说，"心宽一尺，路宽一丈"。

相对地，生活中有的老年人心胸却很狭窄。由于在过去的岁月里曾受到过不公正待遇，或遭受委屈、冤枉等不愉快的经历，郁积在心、愤愤不平，总是越想越生气，越想越愤恨，总认为当初是某人与自己过不去，是对自己打击报复，于是便没完没了地沉浸于往事的回忆中。

其实这种不愉快的回忆不仅不能消除郁闷和苦恼，反而会造成不必要的负担，加重郁闷的心情，使生活中的每一天都活得太累、太沉重。这是一种精神折磨，每一次的回忆都会清晰地再现当年受挫的情境，不良的情绪体验愈来愈深刻。如果一个人大脑皮层总是被一种不愉快的思维所占据，久而久之就会出现思维障碍，乃至精神紊乱，这种不良情感的冲击波对身心健康十分有害，会加速人体的老化，增加患病的概率。

百岁寿星夏征农为人宽容和善，以公心克私怨，对曾反对自己的人也不耿耿于怀。他说："心胸狭窄的人整天心神不宁，如何长寿？如果我们都能相逢一笑泯恩仇，有什么解不开的疙瘩呢？能这样想的人对身心健康都会有利。"

临床医学统计表明，经常回忆那些不愉快往事的老年人，死亡率和癌症、心脑血管的发病率分别比正常老年人高了3～4倍。俄国著名生理学家巴甫洛夫曾说："不要让头经常朝后看，它能使你茫然若失。"人生是一场艰难的跋涉，我们要经历各种各样不顺心的事，没必要将它一直记在心上。其实，当年伤害过你的人也许早已将那些事抛于九霄云外，而你却拿它折磨自己，这实在是一件得不偿失的事

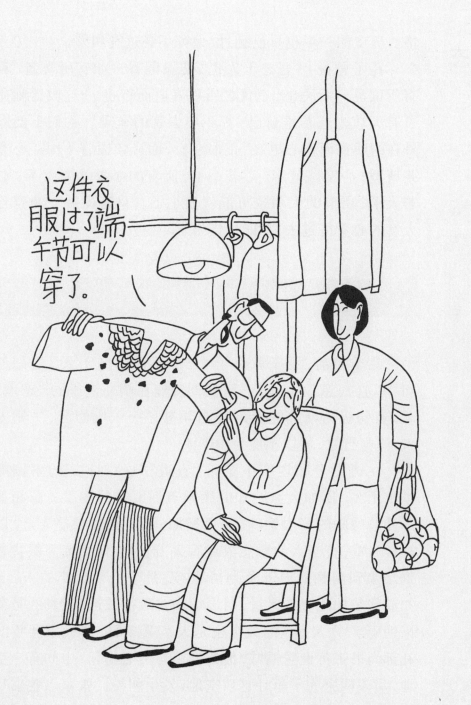

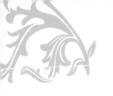
情。历史的一页也早已翻过，大可不必过度纠缠。

孔子曾说："吾之于人也，谁毁谁誉？如有所誉者，其有所试矣。斯民也，三代之所以直道而行也。"这段话阐述了有人攻击或恭维自己，都不要去管的道理。我们不要因外在的毁誉而伤心沮丧、记恨在心，而应该毁誉不惊。心宽路就宽，心窄路就窄，心若小了，所有的小事就变大了；心若大了，所有的大事也可能就变小了。只有保持一颗宽容大度的心看待过去，才能珍惜当下。

"直道"与"恕道"

几千年前，孔子就讲了"己所不欲勿施于人"之恕道和"以直报怨"的直道。清代刘宝楠在阐述老子的"恕道"时，有句极为精辟的话："学者学恕……一则修己，一则安人，终身行之，可以不愧为中国人。"

在历史上和现实中奉行"直道"与"恕道"的事例能举出不少，比如大家熟知的廉颇负荆请罪的故事。蔺相如不计较廉颇的屡次挑衅、恶语相加，仍以国家利益为上，以社稷为重，把个人的恩怨放在后头，他的大度终使廉颇背着荆条来到蔺相如府上负荆请罪：我是个气量狭小的人，不知道您是如此宽宏大量，对国家利益看得长远，我真的是很惭愧呀。"六尺巷"的故事也是大家熟知的，清代康熙年间礼部尚书张英世居桐城，他的府第与吴宅为邻，中间有一空地，后来两家为了争夺这块空地，发生纠纷。张家人驰书京都，向在京城做官的张英报告此事。张英认为事情简单，便提笔在家书上批诗四句："一纸书来只为墙，让他三尺又何妨。长城万里今犹在，不见当年秦始皇。"张家人见书信后深感愧疚，便毫不迟疑地让出三尺地基。吴家见状很受感动，于是也向后退让三尺，便形成了一条六尺宽的巷道，故名"六尺巷"。因宽容、大度而平息了两家人争执风波的故事至今传为美谈。

曼德拉曾被囚禁27年，受尽虐待，1991年当选为南非历史上第一位黑人总统，在就职仪式上，除了国内外来宾，他还邀请了三个曾在狱中虐待过他的看守。当时的美国第一夫人希拉里问他，为何能在激流险壑的政治斗争中保持一颗博大宽容的心。曼德拉以自己获释出狱当天的感受回答她："当我走出囚笼，迈向通往自由的监狱大门时，我已经清楚，自己若不能把悲痛与怨恨留在身后，那么我仍在狱中。"这是何等坦荡与豁达。

有一次，杨澜在采访中问刘少奇的夫人王光美："当初你身边的工作人员中，有人教你的女儿唱打倒自己爸爸妈妈的歌曲，你不想知道这个人是谁吗？"王光美说："我不想知道，如果我要查任何一个人，这个人和他的家人肯定也会遇到不少麻烦，为什么要让痛苦延续呢？所以我不要知道。"这是何等博大的胸襟。

著名爱国将领张学良百年华诞之际，前去采访的记者请他谈谈长寿的秘诀，张学良笑道："有什么好说的呢，我把什么都不放在心上，顺其自然。"张学良将军被囚禁了54年之久，他都能包容淡忘，保持着乐观的心态，将许许多多是非曲直，恩怨情仇置之度外，化为过往云烟，这是何等的坦荡与豁达。

"恩恩怨怨随风卷，天也无边，地也无边。"《菜根谭》的作者洪应明说："不责人小过，不发人阴私，不念人旧恶。

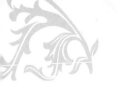

三者可以养德，亦可以远害。"曼德拉、王光美、张学良正是如此，于他们自己而言，因为保持一颗博大宽容的心，所以能将恩怨情仇置之度外。马克·吐温有一个很形象的说法："紫罗兰把它的香气留在那踩扁了它的脚踝上，这便是宽容。"其实，那些能大度待人的人就是这样一束留香的紫罗兰。

常言道，"有容乃大"。与人交往没有必要为了三言两语、细枝末节起冲突。老年人要胸怀宽广，学会宽容与自己意见不同的人。人人都会出错，只有不去计较别人的对与错，才能得到别人的敬重。俄国伟大诗人普希金曾说："假如生活欺骗了你，不要忧郁，也不要愤慨，不顺心的时候暂且容忍，相信吧，快乐的日子就会到来。"

从坎坷中走过来的老年人，一辈子风风雨雨。爱过、恨过、哭过、苦过、甜过、得过、失过，其实，没有什么看不淡的。即便与别人发生矛盾、冲突或是因矛盾而产生某种恩怨时，只要有博大的胸怀，用一种坦荡的心胸去对待，让心粗糙一些、大度一些、宽容一些，随和待人、大度待事，通常可以化干戈为玉帛。美国作家海明威说："比海洋更宽阔的是天空，比天空更宽阔的是人的胸怀。"人到老年，胸怀应变得像大海一样，装得四海风云，容得千古恩怨。

淡泊养生之道

良好的心态除了乐观、宽容，也包括淡泊。所谓淡泊，即恬淡寡欲，通俗地说，就是不追求名利。淡泊不仅是一种良好的心态，也是一种修养、一种至高的境界，它是对人生追求在深层次的定位。有了淡泊的心态，才能拥有一个坦然充实的人生，才能始终处于平和的心态，保持一颗平常心。有了一颗平常心，就不会在世俗中随波逐流、追名逐利，也不会对世事他人牢骚满腹、攀比嫉妒。

淡泊明志　宁静致远

诸葛亮在《诫子书》中说："非淡泊无以明志，非宁静无以致远。"淡泊明志，可使人品味人生；宁静致远，让人心静如水，达到物我两忘的境界。淡泊名利，得到安心，清心寡欲，得到舒心。有人将淡泊人生称为心理养生的免疫增强剂，有人说"无求便是安心法"。研究表明，人处于淡泊、宁静、愉悦、超然洒脱之时，大脑会分泌大量的"脑内吗啡"

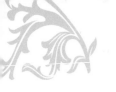
阳光
心态

这种由20多种内啡肽组成的神奇激素,具有强大的镇痛、镇静,提高机体免疫力,促进疾病自愈的作用。可见,如能将淡泊宁静作为一种养生之道,可使心灵得到净化,心智得到锤炼,自然而然地健康长寿。

我国历代医学家和养生家都十分强调调摄精神,减少欲望。《黄帝内经》中有一至理名言:"恬淡虚无,真气从之;精神内守,病安从来。是以志闲而少欲……所以能年皆度百岁。"唐代名医孙思邈是养生大家,极注重修心养性,他在《千金要方》中谆谆告诫:"性既自善,内外百病皆悉不生。"他将人的精、气、神喻为灯中之油,人的生命活动犹如灯光。若灯芯用大柱,油易尽而灯易灭,若灯芯用小柱,则油有余而灯难熄。生命就好似一盏灯,人的精、气、神便是"生命之油",平时注重修心养性、淡泊处世,就会减少"生命之油"的消耗,寿命便可延长。清代名医龚廷贤在《摄养诗》中说:"惜气存精更养神,少思寡欲勿劳心。食惟半饱无兼味,酒至三分莫过频。每把戏言多取笑,常含乐意莫生嗔,炎凉变化都休问,任我逍遥度百春。"

清 心 寡 欲

除此,历代文人也都将清心寡欲作为养生第一要义。明代著名文学家陶宗仪说:"问长生久视之道,则告之以清心寡欲为要。"南宋文人崔敦礼也有"清心而寡欲,人之寿矣"之说。清代张之洞的养生名联也写道:"无求便是安心法,不饱真为祛病方。"20世纪著名国画家齐白石先生也曾说:"清心便是延年法,曝背真为却病方。"他们异曲同工地道出了养生之奥妙。

人生对生活的要求不可过高。有人形象地说:"有粮千担,也是一日三餐;有房百座,也是夜眠八尺;有钱万贯,也是用在人间;绫罗绸缎,也是一身衣裳;山珍海味,也是一副肚肠!有了知足感,有了满足感,过着清淡、简单的生活,心中就会少些烦恼,多些快乐。"

生活中很多长寿老人的养生秘诀差不多也都有这样一条:淡泊宁静,保持一颗平常心。不追逐名利,不以物喜,不以己悲。在华东师范大学,一些学生曾问过近百岁的钱谷融教授:"您的长寿秘诀是什么?"他当即写下了两个字:淡泊。我国著名学者季羡林,98岁撰述不辍,有人请教他长寿秘诀,他笑道:"哪有什么诀窍,胸怀一颗平常心吧!"著名漫画家华君武先生享年96岁,其养生要诀是"平和、平静、平安和平淡"。

中国著名作家、戏剧家、翻译家,1911年出生的杨绛先生,她的百岁长寿经也有淡泊宁静这一条。杨绛的一生,低调是出了名的,她对名利没有任何追求,不与任何人争名夺利。陋室简居,婉拒媒体采访。2004年《杨绛文集》出版后,出版社准备大张旗鼓筹划其作品研讨会,杨绛风趣回绝:"稿子交出去了,卖书就不是我该管的事了,我只是一滴清水,不是肥皂水,不能吹泡泡。"人们赞扬她是著名作家,她说自己"没有这份野心",人们说她的作品畅销,她说"那只是太阳晒在狗尾巴尖上的短暂"。正因为这份恬淡无我的心境,她才享有百岁高龄。

施蛰存先生也是一位看淡名利和荣誉的长寿老人。施先生是学术界众望所归的元老,他的职衔很多,但他生前

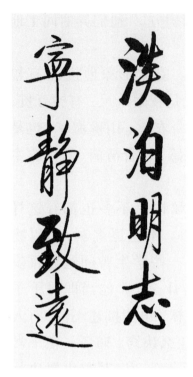

▲ 淡泊明志

的名片上只有"华东师范大学教授"一个职衔。这种淡泊伴随了先生一生。在华东师范大学《师魂》一书中有这样一般记叙：施先生的潇洒旷达，也体现在他对待荣誉的态度。在淡出文坛，被学术界遗忘了大半辈子后，他生命的最后十几年忽然"风光"起来。他20世纪30年代所写的那些小说被重新"发掘"出来，成为一些年轻作家的模仿对象，他也被奉为"中国现代小说先驱者""新感觉派大师"。对此，施先生既感到惊奇，又不以为然，他曾用调侃的语气说，想不到自己这些作品"和秦始皇的兵马俑同时出土"。又说，"对于名利，我早就看淡了"。1993年，施先生荣获上海市"文学艺术杰出贡献奖"，在领奖台上他语出惊人："奖励，奖励，'奖'的目的就是'励'，我已是年近九十的老人，不需要奖励了，所以，我认为这个奖应该授予年轻人。"

养心莫善于寡欲，就是说，养心最好的方法就是减少欲望。施先生虽历经风雨，终得以百岁高寿归道山，这与他一生荣辱不惊、淡泊名利是有很大关系的。

一项调查表明，诺贝尔奖获得者的工作很繁重，任务也十分艰巨，有的工作环境也不怎么好，然而，他们的寿命大多很长。研究人员认为，这主要是因为他们都具有淡泊人生的心态和一颗平常的心,而且他们的情绪也是愉悦的、静谧的、恬淡的,所以才获得高寿。

可见,淡泊养生之道是长寿老人的共同特点,它对老年人来说极有启迪,面对红尘扰攘的大千世界,老年人更需保持一颗平常心,过淡泊的生活,不被物欲所累。"名利于我如浮云",名利是身外之事,老年人要学会摆脱名利牵绊,看淡身外之物,不求虚妄之念,不逐不义之财,脚踏实地地生活。清清淡淡的生活,自然就平平安安,人心淡泊才有平安的福。人生在世,最舒心的享受不是名和利的满足,而是性情的恬淡和安然。"屋宽不如心宽",活得简单、朴实,晚年才能延年益寿、颐养天年。"相逢莫问留春术,淡泊宁静比药好。"

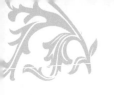

夕阳当知足

　　人至夕阳当知足。清代胡澹庵所编《解人颐》一书中有一首《知足歌》："人生尽有福，人苦不知足。思量事累苦，闲静便是福。思量患难苦，平安便是福。思量疾厄苦，康健便是福……"从这首诗中，我们悟得一个朴素、简单的道理：人要知足、惜福。

知 足 者 富

　　老子说："知足者富"，"知足常乐，终身不辱；知之常止，终身不耻。"知足是一种境界，一种修养，一种品德，也是一种健康的心态，更是人们的一种生活原则。知足者，不求身外之物；不知足者，身不安，心不宁。"知足之人，虽卧地上，犹为安乐；不知足者，虽处天堂，亦不称意。不知足者，虽富而贫；知足之人，虽贫而富。"有这样一段话："上苍不会让所有事情集中在一个人身上，得到了爱情，未必拥有金钱；拥有金钱，未必得到快乐；得到快乐，未必拥有健康；拥有健康，未必一定都如愿以偿。保持知足常乐心态才是淬炼心智，净化心灵的最佳途径。"老年人如果能自我满足，便是最安稳快乐的境界，这对养生极有好处。

以"东坡居士"自称的苏轼一生多坎坷，但他不以为然。在杭州，他跟佛印禅师经常共游西湖，参禅悟道，日子过得很惬意。后来，苏轼被贬到南方，虽偏僻荒凉，但他却高兴地说："日啖荔枝三百颗，不辞长作岭南人。"不做官后，没人送礼了，苏轼又作诗道："良天佳月即中秋，菊花开日乃重阳。"天天都是良辰佳节，没有家人团聚也很开心。这说明他已经达到了佛教圣者的少欲不贪、知足常乐的境界。

知 足 常 乐

当然，我们老年人大多不是圣者，很难达到圣者的境界，也做不到像苏东坡那样豁达。但是，做人应该知足、惜福。那么，老年人如何才能做到知足常乐呢？

应"戒之在得"

孔子在《论语·季氏》中提出君子三戒："少之时，血气未定，戒之在色；及其壮也，血气方刚，戒之在斗；及其老也，血气既衰，戒之在得。"年老了气血衰退，养生的基本要求也就是孔子所说的"戒之在得"。老年人的贪欲主要表现在对金钱的欲望上。金钱是身外之物，老年人对它应当看得开，看得淡，必须戒之。这样，方能淡泊宁静，知足常乐。如《菜根谭》中所说："此身常放在闲处，荣辱得失谁

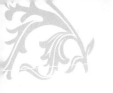

能差遣我；此心常安在静中，是非厉害谁能瞒昧我。"意思是，经常把身心放在安闲的环境中，世间所有的荣华富贵和成败得失都无法左右。

盘点手中的幸福

现在的老年人大都是幸福的。首先，他们的衣食住行、基本生活都有了保障，已经没有太多的物质之忧。其次，退休后不再有繁重的工作任务需要完成，也不再有复杂的人际关系需要应付，孩子也都成家立业，他们的精神生活是没有负担和压力的。此时，老年朋友可以与家人一同出游，饱览祖国大好河山，亦可学点新知识，充实自己的精神世界，还可以驰骋于琴棋书画、跳舞唱歌，丰富自己的兴趣爱好。人到老年，还得到了社会更多的敬重与厚待，"夕阳无限好"，确实是这个年龄的人最真实的实际写照。

人生是由每天经历的一些点滴小事组成的，只要我们记得常常盘点一下手中的幸福，就会发现幸福其实很多，人至夕阳当知足。

调低内心期望值

内心期望值低了，满足指数自然上升。社会心理学家列过一个公式，人的情绪指数＝期望现实值÷内心期望值。当期望现实值与内心期望值的比值大于或等于1的时候，人就会兴奋，内心容易感到满足，反之，则会压抑甚至怨气不绝。

增强幸福感、满足感的奥秘无他，在于适当调低内心期望值而已。秉持平常心，把期望定在自己能力范围之内，这样才会有满足感，自然会心情舒畅，有益身心健康。

不要盲目攀比

常言道："人比人，气死人。"可是，有些人就是喜欢和别人比，总是羡慕别人的生活，总觉得别人比自己拥有的多，在比较时，眼睛总是往上看，总仰望那些比自己富有和幸福的人。结果，比来比去，不是愤愤不平就是郁郁寡欢，心生怨气，变得不满足。只有和自己比，才能看清自己一路走来的变化，才会发现自己已拥有了比之前更好的生活。

古人云："比上不足，比下有余，此最是寻乐妙法也。将啼饥者比，则得饱自乐；将号寒者比，则得暖自乐；将劳役者比，则悠闲自乐；将疾病者比，则康健自乐；将祸患者比，则平安自乐；将死亡者比，则生存自乐。"每个老年人如果都能这样，也许就不会感到不知足，就不会还有什么想不通的。

漫画家几米说："一个人总是仰望和羡慕别人的幸福，一回头，却发现自己正被仰望和羡慕着，只是你的幸福常常在别人的眼里。"每个人都有自己的幸福、自己的快乐，过好自己的日子才是最现实、最重要的。

生活要平常，人生要平淡。哲人王雨生说："刻意追求辉煌的人，一生中有一万个不如意；乐于过平常生活的人，一生中则有一万个满足。"有了满足感，就会少一些苦恼，多一份自在，多一份洒脱。知足则心常惬，心常惬，自然无忧无愁，自然内心安宁、身体安康、延年益寿。

第三篇

快乐养生

幽默·美丽

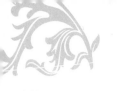
快乐的真谛

　　健康可以长寿，快乐也可以长寿，但长寿不一定健康、不一定快乐。长命百岁是每个老年人的愿望和追求，而快快乐乐、健健康康地安度有生之年才是生命的精髓。据有关健康调查显示：我国人均期望寿命达到74.8岁，男性72.4岁，女性77.4岁，但人均健康寿命仅为62.3%。也就是说，每个人要承受十多年病痛的折磨。如果长寿意味着与病魔相伴，那长寿还有什么意义？所以说，人不应只是活着，更应该健康、快乐，且高质量地活着。

快乐的智慧

　　对于快乐，辞典的解释是："使人感到幸福与满足。"一般人常把快乐与高兴、开心、幸福视为同一个词汇。心理学认为，快乐是一种心情，是情感上的愉悦；快乐是一种体验，是发自内心的感觉；快乐是一种态度，也是一种智慧。有人这样描述快乐：快乐像电一样难以捉摸，像音乐旋律一样稍纵即逝,像健康一样难以定义,像速度、时间、事物、财富,甚至命运一样变幻不定。所以,快乐没有一个统一的模式,也不是客观条件所能决定的东西,而是要靠自己的主观去感受、去体验,感受得多、体验得多,那就是快乐的人,如果一个人无法感受、体验,即使喜事多多也不会感到快乐。

那么,什么是快乐的真谛呢?一次,一位禅师问三位信徒:"有了什么才能快乐呢?"甲说:"有了名誉就有一切,就能快乐。"乙说:"有了爱情才有快乐。"丙说:"有了金钱就能快乐。"禅师说:"那我提个问题,为什么有人有了名誉却很烦恼,有了爱情却很痛苦,有了金钱却很忧虑呢?"信徒无言以对。

现实生活中,也有许多人以为快乐的源头在于金钱和地位,有了这些就有了美好快乐的人生。于是,他们越来越重视对金钱、权势的追求和对物质的占有,拼命为身外之物而活着,可是等挣到了很多钱,也拥有了地位后,才发现金钱和权力虽然可以换取许多可以享受的东西,但却不能获得真正的快乐。

笔者曾看过这样一个故事:有一名女士,她的先生是一个企业家,她说她很痛苦。以前什么都没有,夫妇两人白手起家,联手并肩建立家庭,创下事业。而现在生活富有了,事业发达了,先生却变心了。以前贫困的时候,她虽然背着孩子去工作,住的房子是租的,身上没有任何饰品,却感到很满足;现在住高楼大厦,生活富足,反而让她闷闷不乐。其实,现实生活中类似这样的故事还有许多。

当今,老年人圈子里流传着有了"四有"就能快乐、幸福的说法,即有些老底;有位老伴;有些老友;有个老窝。"四有"真的能让老年人的生活快乐幸福吗?事实上并非

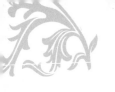

绝对，有的老年人活得有滋有味，有的却过得并不开心。

老张夫妇俩都是退休主任医生，一个孩子在美国，他们俩的养老金不菲，"老底"也很厚实，也拥有三室一厅的宽敞"老窝"，按理说，应当心满意足了。可老张一想到老同学李某从局长位置上退下来后，住着别墅，养老金还高出自己一大截，这让老张夫妇心里不是滋味了。更让老张夫妇郁闷的是平时说话的人少，老两口常常相对无言，家里显得十分冷清，真可谓"冷雨敲窗，宵灯对壁"，哪里还有什么快乐。

老张楼下的老高是位退休工人，老伴在居委会做临时工，夫妇俩养老金不多，"老底"也不厚实，一家四口住在70多平方米的两室一厅，显得有些拥挤。老高夫妇早上会一起去公园锻炼，上午，老高做点家务，摆弄阳台的花草，下午去公园和老友们下棋聊天，成天乐呵呵的。老高说，过去只想吃饱，现在不光能吃饱，还能吃好，一家四口有说有笑，尽享天伦之乐。

平凡的快乐

有调查发现，挣钱多的人不一定感觉快乐，反而是收入一般的普通人有饭吃、有衣穿，感觉生活很快乐。由此看来，快乐的人不一定是那些有钱、有势、有地位的人，而往往是那些经济条件一般的普通老百姓，他们之间的差别就在于心态的不同。拿破仑是一个有钱有权、赫赫有名的人物，可是他却对圣海莲娜说："我一生从未有过一天快乐的日子。"海伦·凯勒，一个身有残疾的女子却表示："我发现生命是如此美好。"

林清玄的《在这坚硬的世界里，修得一颗柔软的心》一文中有一段话："因为他们拥有太多的财富，有些人已经失去快乐的能力"，"一般人如果多赚一万元会快乐，对有十亿财产的人，多赚一百万也不及那样快乐。有钱人吃也不快乐，因为什么都吃过了，不觉得有什么特别好吃。穿也不快乐，买昂贵衣服太简单，不觉得穿新衣服值得惊喜，甚至买汽车，买房子，买古董都举手之劳，也没有喜乐了。钱到最后只是一串数字，已引不起任何的心跳了。"

著名心理学家米哈里·齐克森发现，能让大多数人感到快乐的，并不是休息和娱乐，而是从事能够调动大脑或者身体工作的活动，是为了实现某个重要的目标，自愿地为之付出努力，让身体或大脑为实现这个目标而发挥到极限的过程。一位英国编辑的"谁是这个世界上最快乐的人"调查研究证实了这个观点。结果能够给出最佳答案的人是：一位整日劳碌，为孩子洗澡的母亲；站在自己完成的作品之前，吹着口哨的艺术家或工匠；在海边堆沙子的小孩；一位刚刚成功完成高难度外科手术，挽救了一名患者生命的医生。这个调查结果也证实了，快乐的人不是那些富有者，而往往是那些普通劳动者。

幸福的秘密

哈佛大学历时75年研究"幸福的秘密"，结果一再显示：不是金钱，不是地位，而是最能与家人、朋友和社会相协调的人的幸福感最强。清华大学社会科学积极心理学研究中心团队研究发现，幸福与经济实力没有必然的关系，

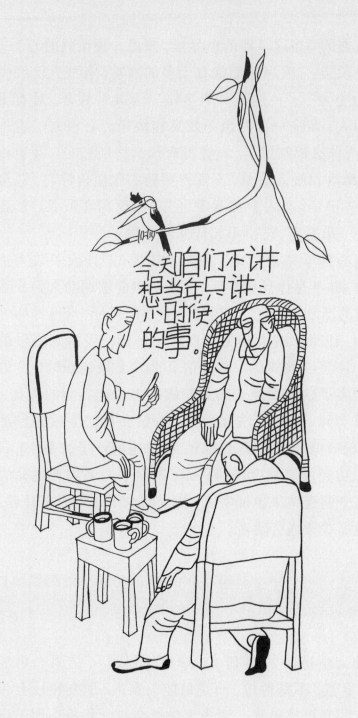

城市幸福指数与人均GDP之间的关系并不和金钱画等号。在他们绘制的一幅"中国幸福地图"里显示,杭州、滁州、玉溪、鹰潭、扬州、嘉兴、长沙等是幸福指数较高的城市,而经济发达的北京和上海并没有进入幸福城市的前50名。

人的快乐并不在于物质的丰富,物质给人的快乐是短暂的,难以持久,精神上的快乐才是永恒的。老年人即便有了"四有",也只是生活愉快的基础,远不是快乐的充分条件,这些只是"硬件";老年人要过得快乐、幸福,还需要有好的心情、好的心态这个"软件"。有的人家财万贯却郁郁寡欢,有的人粗茶淡饭却其乐融融,快乐的关键在于有一个良好的心态。

一位有着丰富阅历的长者在《我为什么天天快乐》中写道:"钱多钱少,够用就好;官大官小,平和就好;穷日富日,安稳就好;体胖体瘦,健康就好;能走能跑,能吃能睡,无烦无恼,健康地活着,才是真好。"

人到老年,不应在意物质的享受,而应关注精神的快乐、身体的安康、生命的安宁。巴菲特在伯克希尔·哈撒韦公司52周年股东大会上说:"即使你告诉我每天吃西蓝花能多活一年,我还是会选择吃自己喜欢的东西,我觉得开心才是活得久的重要因素。"老年人在生活中要保持一颗平常心,才能怡然自得,才能快乐地向前走,开心过好每一天。

"人这一生啊,和睡觉是一样的,眼睛一闭一睁,一天就过去了。眼睛一闭不睁,一辈子就过去了。我们活着一天,就要快乐一天。"

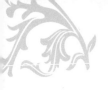

真心创造快乐

有句话说得好:"高官不如高薪,高薪不如高寿,高寿不如高兴。"高兴,快乐也。人人都需要快乐,老年人更需要快乐。快乐是老年人延年益寿的药方,是养生的滋补良品。

创 造 快 乐

快乐并非天生,也不像苹果削了皮就能吃那样容易获得,而更需要我们努力寻找或是想方设法创造它。林肯说过:"大部分人只要下定决心,就能获得快乐。"这就是说,每个人都完全可以通过自己的努力,通过自己的心理调节方式拥有一份快乐好心情。

快乐需要你自己去创造,正如一首歌曲里唱的,女孩问妈妈,我长大以后会是什么样子? 妈妈回答:你想将来什么样就是什么样,未来是要你自己创造的。老年人想要快乐,首先要喜爱乐,爱好乐。如美国教育家卡耐基所说:"如果有了快乐的思想,我们就会快乐。"所以,老年人只要喜爱乐,爱好乐，乐就会常来。如果脑子里不想着乐，也就不容易感到快乐。卡耐基在《快乐的人生》中提出了培养快乐心理的七条原则：有了快乐的思想和行为，你就能感到快乐；永远不要去试图报复我们的仇人，否则会深深伤害自己；不要因为别人忘恩负义而不快乐，要认识到这不过是一件十分自然的事；算算你的得意事，而不要过多在意自己的烦恼；不要模仿他人，让我们找回自己，保持本色；当命运交给我们一个柠檬时，让我们试着做一杯柠檬水；对别人感兴趣而忘掉你自己，每一天做一件你能为别人脸上带来快乐微笑的好事。

老年人创造快乐，还要做到助人为乐，知足常乐，自得其乐。

助 人 为 乐

特蕾莎修女有句名言，最快乐的事是帮助别人。俗话说"助人是快乐之本"，人生最快乐的事就是热情地伸出温暖的双手，尽自己所能帮助身边的每一个人。有一位老人，几十年一直默默无闻地帮助别人，自己生活得非常节俭，他说，看到在我帮助下的人生活条件有所改善，精神面貌健朗阳光，我真的很快乐。如果不快乐的话，我怎么会几十年一直做义工呢？

"送人玫瑰手留余香""快乐就像香水，洒给别人也会感染自己"，在给予他人快乐的同时，自己也会不经意间得到快乐。尽自己的力量去帮助那些需要帮助的人，他们将以灿烂的笑容回报给你。

加措活佛在《一切都是最好的安排》里说："爱是一种循环。爱给予他人，不见得立即有直接的回报，但最终也会循环

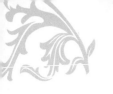

到自己的身上，如果你在爱护自己的同时，也考虑爱护他人，你也会得到更多的爱。如果你愿意帮助其他人，获得他们需要的东西，你也会因此能得到你想要的一切。给予的越多得到的也越多，学会爱和给予，带给我们的将是一生的财富。"

德国学者埃利希·弗洛姆说："给予让人感到快乐，因为自我的活力在给予的行为中表现出来，人们能体验到自己的力量、财富和潜能。"从心理运动的角度讲，给予比索取更能产生积极的力量，给予和分享可以成为一种能产生爱的力量。《读者》杂志上有篇文章说的很形象："帮助他人好比自己只是与大家一起分享兜里的两块糖，同时也能让自己品味到的甜蜜。其实，快乐和幸福就像阳光一样无所不在。一个人无论身处怎样的际遇，只要他怀揣两块糖，一块慷慨地赠人，一块留下自己慢慢品尝，就自有真实的快乐如泉水涌来，自有绵绵的幸福飘逸在生活中。"可见，对他人多点给予，多点帮助是多么愉悦的事情啊。是故智者常行施，求乐除悭得无畏。

如今，不少退休老人在发挥余热，他们有的在医院做志愿服务，有的在社区做志愿服务，有的在马路上协助交警维持交通秩序，等等。他们做的就是"广行助人，广利民众"的善事，也是我们人与人之间需要"今天你帮我，明天我帮你"的乐事。如此，亦能在付出和奉献中活得有滋有味，快乐每一天。

知 足 常 乐

老年人若能常心满意足，就是最快乐的人。"若能知足，才能得常乐。"美国有一位名叫弗农·梅纳德的老人，

102岁的他最大的爱好是跳伞运动，每年他都要用在飞机上跳伞的方式来庆祝自己的生日。梅纳德老人满面红光、精神抖擞，有记者向他请教长寿秘诀，他说道："要说世界上真有什么秘诀的话，我的秘诀是，每天都要吃两片药：早晨刚起床，我要吃一片'满足药'，晚上睡前，我要吃一片'感恩'药，坚持数年，很有好处。这两种'药'能给我带来好心情，它让我充满热情地与周围的人和谐相处，每天都心情愉快、心满意足，心情好了，自然给自己添寿了。"

长寿的老年人几乎都有知足常乐的好心态，被誉为世界第一寿星的142岁的秘鲁老人谈及自己的长寿秘诀时说："做人要知足常乐，知足无忧，快乐神清。"中国104岁的长寿老人杨绛多年来一直坚持五条简单易行的快乐法则：一是心中不要存在憎恨；二是不要过多担忧；三是生活简单一点；四是对他人多点给予；五是对自己少点期盼。在这五条快乐法则中，第三和第五条讲的都是知足常乐。

因此，只要我们懂得知足、保持简单，始终携一颗从容淡泊的心，人生就会充满快乐。

自 得 其 乐

"自得其乐"在辞书中的解释是"自己能从中得到乐趣"。自得其乐是一种善待自我的方式，是老年人晚年生活健康长寿的最佳选择。智者说："自得其乐，是关爱自己的一个创意，是一块收获自由、耕种快乐的自留地，也是疏散失意、释放郁闷的通风窗，是见不到阳光时自身发出的光，是觉不到绿色时自身净化出的绿色。"

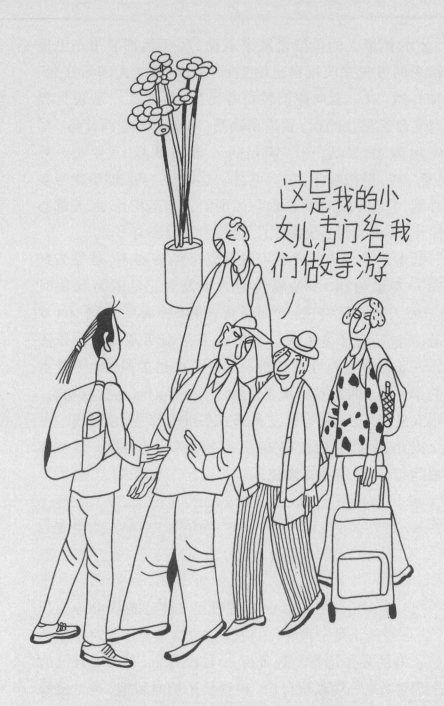

清代养生家石成金的《养生十乐》中记载了"十乐"："扫地之乐、静坐之乐、读书之乐、饮酒之乐、赏花之乐、玩月之乐、观画之乐、听鸟之乐、狂歌之乐、高卧之乐。"孔子曾曰："饭疏食饮水,曲肱而枕之,乐亦在其中矣。"意思是,吃着粗茶淡饭,挽起胳膊当枕头,悠然而睡,自得其乐。

当然,对于老年人,如果能够做到老有所学,老有所为,把余热和兴趣投入到自己喜欢的事情当中,让付出成为享受,如此定能获得快乐。据清华大学彭凯平教授介绍,美国心理学家齐斯真·米哈伊历时15年追踪一些来自世界各地各行各业的成功人士,包括科学家、企业家、政治家、艺术家以及运动员等,结果发现,这些人有一个共同特点——当他们做自己特别喜欢的事情时,经常会进入一种物我两忘、天人合一、酣畅淋漓的状态,身处这种状态中,他们因高度专注而感受到极大的乐趣和喜悦,这就是有意义的快乐。

快乐无处不在,它像一条生活的小溪,随处流淌。俗话说得好："乐子满地跑,看你会不会找。"老年人可以根据自己的特点和兴趣爱好去自寻其乐,比如养养花草。也可欣赏山水,置身于青山绿水、莺歌燕舞、鸟语花香的情境中。还可以听听音乐,陶冶情操,沉浸在美妙的旋律中,慢慢舒展心情。另外,经常尝试新事物,不仅可以扩展生活领域,还会有新的乐趣。也可以参与一些集体活动,寻求快乐体验。总之,快乐就在我们身边,伸手就可以抓住。

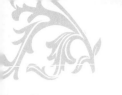

愿你舒心一笑

　　微笑是人们熟悉和喜爱的词，也是日常生活中使用频率较高的一个词。民间有很多相关的谚语和歌谣："笑一笑，十年少""笑口常开，青春常在""时常来微笑，容颜就会俏""时常笑口开，寿比南山高""微笑胜过美容霜，微笑胜过健身丸""微笑发自内心，价值可比黄金""微笑比电便宜，却比灯灿烂""微笑是阳光，微笑是春天，微笑是亲和力，微笑是凝聚力""一个微笑，花费很少，价值很高，给的人幸福，收的人谢报"，等等。

　　人们如此点赞微笑，是因为笑具有惊人的力量。这份惊人的力量突出表现在以下几个方面。

微笑的能量

　　微笑可以促进人们建立良好的社会关系，有助于社会和谐。在机场、地铁、公园、商场等公共场所，倘若人人脸上都挂着笑容，那么就可以给对方留下亲切、友善的印象，就可以避免本不该发生的纠纷和冲突,化干戈为玉帛。

笔者曾看过这样一则小故事:"一次乘地铁时,还有一个空位子,我就快步走过去,不想另有一位女子也看着这个位子,与我同时到达,我停住了,她也站在那儿了,我们相视一笑,谁也没有去坐,却不约而同地说:'你坐!'一种抢座的行为,因有了微笑,演变成了一场谦让。"所以,笑是无言的礼貌,是人际间的润滑剂,让人如沐春风。

经济学家说,微笑可以带来效益。一个单位,如果管理者总是面带笑容,那么下属的工作积极性就会很高,从而创造出更多的财富;学校里,如果老师都是微笑着讲课,微笑着与学生交谈,那么学校的教育质量就会提高,就会有好的校风,学生就能得到更快地发展;在医院,如果医生能微笑地倾听患者诉说病情,微笑地与患者沟通,那么不仅可以避免医患矛盾的发生,还能够大大缓解患者的病痛;在养老院,如果服务人员能确实做到"微笑服务",那么老年人的晚年生活才会快乐,才会幸福。所以,微笑不用成本,但能获得回报;微笑不用投入,但能提高支出。

身 心 欢 愉

据报载,德国有位生理学家在92岁寿诞时,向人们介绍的长寿秘诀只有一个字:笑。现代生理学知识告诉我们,笑是一种独特的运动方式,对机体来说是最好的体操。笑对呼吸系统有良好的作用,能让体肺扩张,清理呼吸道,使呼吸畅通;笑能增强消化液的分泌和加强消化器官的活力;笑能调节神经系统和心血管的功能,促进血液组织循

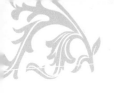

环；笑能使面部气色由于血液循环加速而变得红润；笑能影响内分泌的变化，使肾上腺分泌增加，糖类代谢加速，新陈代谢变旺盛；笑还能消除精神上的紧张感和疲惫感，调节人的心理活动。因此，笑可以使身体生理机能和心理活动处于最佳状态，使人的免疫力增强，从而促进人的身心健康。如果一个人长期愁眉苦脸，笑颜不展，就有可能引发各种疾病。有人在访问癌症患者时发现，其中不少人表示"我已经有一年没有笑了"。一个人在一年当中都没有笑，身体各系统就会起变化，就会生病。

大量的科学研究也表明，笑确实有防病治病、增加寿命的作用。日本一项最新调查发现，爱笑的老人身体更健康。研究人员以日本全国2万名65岁以上的老年人为对象，发现在几乎不笑的老年人中，认为自身现在的健康状态"不怎么好"和"不好"的比例分别是几乎每天都笑的老人1.54倍和1.78倍。研究者指出，上述调查结果显示，越爱笑的老人可能越健康。

韩国庆北医科大学家庭医学系的研究小组把65岁以上的109位老人分为两个集群，其中一个集群每个月接受4次欢笑治疗，在接受欢笑治疗的集群中，抑郁症和失眠等症状都呈现减少趋势，睡眠质量也得到提高。

美国北卡罗来纳大学研究发现，爱笑的人更长寿。研究中，研究人员对3万多名成年参试者展开问卷调查，并对其快乐度以及死亡率进行了为期30年的跟踪调查。研究人员对参试者死亡数据库进行对比分析，结果发现，在所有年龄段中那些"不太快乐""不太爱笑"的人早亡危险比"非常快乐""时常微笑"的高14%。

《心理科学》杂志所发布的一项研究成果显示，人们笑得越开怀,活得就越长久。笑得最为灿烂爽朗的人比平时面部毫无表情的人,平均寿命要高出7岁。

欢 笑 疗 法

生活当中欢笑疗法、大笑养生的事例也能举出不少,如前文提及的张学良。他虽然过着半个世纪的囚禁生涯,但精神始终不垮,身心始终健康,这与他的大笑养生法是有密切关系的。《张学良大笑养生法》一书中写道:他习惯于每日清晨7时起床去登山,在登山过程中,摸索出一套"大笑养生法",具体做法如下:练习前喝杯温水来滋润口腔、喉咙;吐出全身浊气后,再吸入新鲜空气,同时不断放松身体;稍微提肛,对群山发出笑声、吼声,把体内的气全部吐出去,笑了3次之后,放松一会儿,让整个身心完全恢复平静。再重新吸气,提肛,像刚才那样哈哈大笑,笑声要从丹田里发出来,不断地笑,笑到没有力气为止。笑的时候,要想象着全身每一个细胞、每一块肌肉、每一条神经都在大笑。之后,放松整个身体,缓慢呼吸,再喝一杯温水。

英国有一句俗语:"一个小丑进城胜过一打医生。"如今,国外已有一些康复医院聘请喜剧演员到医院表演,使病房充满欢笑,促进患者早日康复。所以,微笑是一剂神奇的妙药,是对抗疾病的最好的抗生素。"人要笑,人要笑,笑笑就能开怀抱,笑笑疾病渐除消,笑笑衰老变年少。"

为了你的健康幸福,愿老年人永远保持微笑。心理学家建议每天微笑30分钟。科学研究表明,笑1分钟,人全身会放松47分钟。如果老年人每天能对自己微笑70次,他的身体就能放松，生活中所有的不快乐都会烟消云散，精神就会感到愉悦。我们要把微笑当作生活的一个内容，久而久之，笑就变成了一个习惯。每天早晨起来对着镜子给自己一个笑容，在公园对着郁郁葱葱的树木大笑几声，遇到朋友、同事，面庞要始终微笑荡漾。如果你性格内向不爱笑，那就跟爱笑的人在一起，你笑，他笑，我笑，大家一起笑，笑是最易传染的。

人生不如意十之八九，烦事来了，倒霉事来了，哭也是一天，笑也是一天，那就让我们微笑面对，笑着生活吧！让微笑的阳光冲破阴霾，让微笑的温度取代寒冷。有首民谣唱得好："一笑烦恼跑，二笑怒气消，三笑憾事少，四笑病魔逃，五笑永不老。六笑乐逍遥，七笑人缘好，八笑健康到，九笑无价宝，十笑寿命高。"

多一样兴趣

　　人生追求快乐的要点离不开一个"趣"字。林语堂在《论趣》一文中说："人生快乐莫如趣。"梁启超认为，趣味是生活的原动力，趣味丧失，生活便失去意义。然而，生活中有些老年人退休下来后，整个人心理都弥散一种暮气，对任何事物都缺乏兴趣，他们认为兴趣、爱好、好奇心都是年轻人和小孩子的事情，人老了，只要衣食住无忧就可以了。其实，这是一种错误的认识。科学研究表明，衰老的表现之一，就是对事物缺乏兴趣，缺乏好奇心。"人生漫漫，岂能无趣。"

兴趣是人生的第一老师

　　老年人退休在家，如无所事事，对任何事情都没有兴趣，就会产生空虚感，精神和身体状况会快速下滑。空虚感是一种内在的心理体验，内心的空虚需要用内在的方法来解决。心理学认为，内在的东西最主要的就是我们的兴

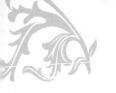

趣和爱好。一个有兴趣爱好的人，不会感到空虚。人们常说，"兴趣是人生的第一老师"。兴趣，是人生不可缺的一个伴；爱好，是生活不可少的一件事。人有了兴趣爱好的引导，便有了做事的激情和动力。生活实践证实，那些有兴趣爱好的老年人，他们会不断地找到事情做，并且享受做事情的过程。所以，他们的心情总是愉悦的，生活总是充满朝气，日子总是过得有滋有味。

兴趣爱好不仅可以陶冶情操，丰富精神生活，还具有抹去生活中的单调、烦恼、焦虑、忧郁的情绪，从而调整心态，振奋精神，有利于身心健康。林语堂曾说："名、利、色、权都可以把人弄得神魂不定，只是这个趣字是有益身心。"研究证实，人们做感兴趣的事时，能够激发大脑分泌多巴胺，激活奖赏机制，给人带来刺激或快感，即心理学的正向激励或正向反馈。有人做过相关调查，兴趣爱好广泛的老年人其健康状况良好者占82.1%之多，而缺乏兴趣爱好的老年人健康状况良好者仅占10.6%。

"兴趣爱好是一个人的发动机，是长寿的添加剂。"有兴趣的人能让时间的脚步慢下来，头上的白发出现得晚一点，脸上的皱纹少一点。英国哲学家罗素说过："强烈的爱好使我免于衰老。"老年人千万不能因为年迈而放弃自己的兴趣爱好，因为兴趣与心态有关，与年龄无关。老年朋友原来有的兴趣爱好不能丢，原来没有的兴趣爱好也没有关系，退休后时间多了不少，可以慢慢培养。老年人可根据自己的性格特点，有针对性地培养一些新的兴趣爱好。如好静的老年人可养花、集邮、下棋、绘画等，好动的老年人可运动、跳舞、游泳、旅游等，总能找到一样自己喜欢的事情。

充实的晚年生活

只要是健康的兴趣爱好，都会使你晚年生活过得充实，过得快活，过得圆满，都会对身心有益，比如书法、绘画。专家说，书法、绘画都是寓动于静的运动，通过运动手指、手腕来带动手臂和全身，集浑身之气于笔端。练习时往往"不思声色，不思得失，不思荣辱，心无烦恼，形无劳倦"，既能舒筋活络，畅通经脉，又能使人情志舒畅，身心放松，从而调和内外，达到全身健体的功效，延缓衰老。不少书画家很长寿，能活到百岁，可能就是这个道理。如著名书画家朱屺瞻享年104岁，有人统计过书画家的平均年龄为91岁。清代乾隆皇帝活了89岁，堪称"中国史上最高寿皇帝"，这与他痴迷读书、写作、书画有很大关系。据史料，乾隆一生作诗4万多首，是世界上最"高产"的诗人之一。

如今，不少老年人恋上了游山玩水。其实，古人早有"读万卷书行万里路""春日踏青远足，秋日登高望远"之说。在旅游过程中，可以让你欣赏秀丽如锦的大自然，领略和感受幽静的环境、清新的空气、奇异的风光，让你心旷神怡，获得精神上的享受和情感上的抒怀，消除忧愁和烦恼。旅游还可以让你亲身体验民俗风情，不仅增长知识，还开阔了眼界。唐诗曰："清晨入古寺，初日照高林。曲径通幽处，禅房花木深。山光悦鸟性，潭影空人心。万籁此都寂，但余钟磬音。"把美好的自然、文化、身心养性等勾勒在一起，充分反映出旅游、美好环境对人身心的积极影响。

旅游是人体身心健康的促进剂，是延缓衰老的良药。

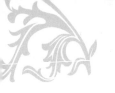

美国有一份研究资料表明，常外出旅游者的寿命明显高于常年在家居住者。且很多数据表明，到城外森林公园游览的人们，不但手指温度、血氧饱和度、心率、呼吸等生理健康指标有明显的改善，而通过（POMS）心境状态测试量表表明，他们的心境状态显著好转，压力得到缓解，情绪更加稳定，心理健康水平有着积极变化，他们感到更舒适，内心感到更快乐。

寻 找 乐 趣

生活中很多长寿老人也有自己兴趣爱好：他们有的喜欢琴棋书画，有的人沉浸摄影集邮，有的热衷读书写作，有的痴迷出门旅游……

人生的乐趣不是凭空生出来的，而是自己找出来的。享110岁高长寿书法家苏局仙有一副联语写得极好："乐事可寻，游山玩水，访道求贤，消除无穷岁月；长生有术，种竹栽花，读书写字，涵养有用精神。"

某刊物曾介绍过一位老干部，他虽年事已高，但身板硬朗，精力充沛，晚年生活兴趣丰富，喜好众多，其中泡茶品茗是其最爱。文中写道：泡茶饮茶，鉴茶品茶，也是感受生活，领悟人生。泡的是起伏舒展的人生，品的是茶中意蕴和意境，茶的苦、涩、甘、甜，蕴藏着人生百味。茶之苦涩，让我们感受人生旅途之苦。随着苦涩缓缓退去，人生到了懂得退让和回旋、内敛与反思的成熟阶段。茶之甘香，让我们感受人生经历之后的苦尽甘来，好比耄耋老人回首这沧桑往事，品味人生的沉香与甘香。经历之后，恍然觉悟，天之安详,人之温馨,时光流逝让你味觉丰富,让你对生命的感知越发透彻。

　　英国哲学家罗素在《如何安度晚年》中提到,人到晚年就应该使自己兴趣广泛而博大起来,自我之墙一点点地坍塌,直到你的生命慢慢融进无限的宇宙之中。老年人从工作岗位上退下来之后,多了很多自主支配的时间。晚年是培养兴趣爱好的最好时段,是品味生活快乐的最佳时期。老年人要充分利用这段能自己掌握的黄金时间,培养一两个兴趣爱好,会多一点快乐,也会老得慢些。爱好越多,快乐也会越多,生活也会越精彩。老树新枝,越活越年轻。

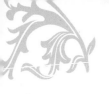

幽默的魅力

谈"幽默"这个话题，有些老年人可能不以为然。在他们眼中，幽默不就是说句玩笑话、俏皮话吗？也有的老年人认为，幽默是专属于年轻人的，老年人生活里有没有幽默无所谓。其实，这些看法是对幽默的误解。

台湾著名诗人余光中的《朋友四型》里把人分四种类型：第一型，高级而有趣；第二型，高级而无趣；第三型，低级而有趣；第四型，低级而无趣。把有趣无趣当作分类的标准，可见人还是需要有点幽默感的。

幽默的艺术

什么叫幽默？作家汪曾祺在《后十年集·散文随笔卷》里说："人世间有许多事，想一想，觉得很有意思。有时一个人坐着，想一想，觉得很有意思，会扑哧笑出声来。把这样的事记下来或说出来，便挺幽默。"

心理学认为幽默是一门独特的艺术，它是以奇特、含

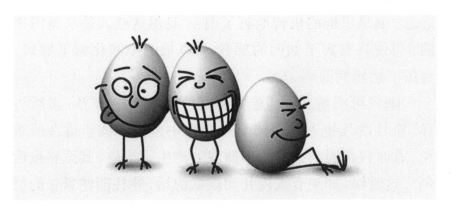

幽默的魅力 ▲

蓄、讽刺、诙谐、双关等语言或动作的良性刺激,给人以启迪和反省,让人愉悦而又意味深长,所以,幽默是智慧和力量,是艺术和文明,老年人应学会幽默。

幽默可化解困境、摆脱尴尬。日常生活中,每个老年人都可能会遇到场面尴尬或处境为难的时候,比如有人说了几句令你难堪的玩笑话,或者讲了一些令你尴尬的事情。怎么办?是生气,发脾气,还是强压怒火,闷闷不乐呢?显然,两者都不是明智之举。一个人格成熟的老年人,常懂得使用合适的幽默,把原来的困境转变,大事化小,小事化了,渡过困难情境。例如古希腊哲学家苏格拉底一次在院中与学者、学生讨论问题时,他脾气暴躁的太太忽然跑进来,大骂了一阵之后,又拿来一桶水往苏格拉底头上一泼,把他全身都弄湿了。他的客人惊呆尴尬,不知所措,不料,苏格拉底诙谐一笑,幽默地对大家说:"我就知道打雷之后,一定会有倾盆大雨的。"客人们听了都会意地大笑,其夫人也不好意思,冷静了下来,本来难堪尴尬的场面,经苏格拉底这么一幽默,也就一笑了之了。又如,里根当总统的时候曾访问加拿大,有人举牌抗议他的到来,加拿大总统有些不好

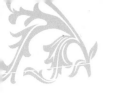

意思，倒是里根的机智地解了围："我想这些人是从美国来的，想使我有宾至如归的感觉。"里根的幽默化解了僵局，缓解了尴尬局面。

幽默可缓解矛盾，避免冲突。老年人的修养、素质各异，个性脾气也迥然不同。在交往中发生一些矛盾在所难免，有时仅仅因为一些小事使双方产生不愉快，甚至唇枪舌剑。这时候，如果有人说几句幽默的话，往往能使紧张的气氛轻松下来。即使在一触即发的关键时刻，幽默也可以化干戈为玉帛。

英国现代杰出的戏剧家萧伯纳，不仅作品富有幽默的风格，而且他本人在日常生活中也是非常幽默的。一天，萧伯纳在大街上散步，一辆自行车冲来，把他撞倒在地。眼看一场纠纷就要发生，可是萧伯纳笑着对骑车人说："先生，你的运气不佳，要是再加点劲，把我撞死了，你就可以名扬四海了！"那人连连道歉，承认自己的过失，本来很可能发生矛盾冲突的场面，由于萧伯纳诙谐幽默的几句话，这一事故得以友好解决。

名人会幽默，普通人也会幽默，前不久媒体上刊登了一则报道：在公共汽车上，有个农村老汉不慎踩到了一个年轻人的脚，那年轻人抬头一看，眼一瞪，甩出这样一句话："老不死的糟老头子，没长眼吗？"那老头转头一看，连连说："对不起，我的两只眼都是白内障，实在看不清楚。"这时车上的人七嘴八舌地说："你这个年轻人，不给老人让座，还骂人，真没礼貌。"那老汉看到将有吵架的事发生，却笑着说："他说我老不死是对我的祝福。我今年81岁了，真得好好谢谢他呢。"这老汉的几句话，说得满车人哈哈大笑起来。

培养幽默感

幽默，可使生活充满情趣。幽默不仅是处理人际关系的一种缓冲剂，能够和缓气氛、消除误会，淡化矛盾，防止冲突，幽默还是人际关系的润滑剂，它像一座桥梁，拉近人与人之间的距离，填平人与人之间的鸿沟，使人与人之间和睦相处。一个家庭或一个群体中，如果有一个或几个会说笑话的人，那么这一家人或这个群体看起来总是精神愉悦、乐观向上。幽默的人能使自己活得轻松、洒脱，而且也能使人感受到你的可爱和人情味。拿破仑说过："适当的幽默感有助于保持弹性，以及适应变化多端生活环境，幽默感，可以使你在压力中放松自己，并使自己一直保有人情味，而不会变得冷酷、疏离、生气或苦恼，它可以使你的生活不至于太严肃。"

美国著名小说家马克·吐温的幽默久负盛名，有一次他到一个镇上，临行前有人告诉他，那里的蚊子很厉害。到了以后，当他正在旅行社登记房间时，有一只蚊子在他面前来回盘旋，房主感到不好意思，用手把蚊子赶走，马克·吐温却若无其事地说："你们这儿的蚊子比传说的还要聪明得多，竟会预先看好我的房间号，以便夜间光顾。"大家听了不禁开怀大笑。店主立即组织店员打扫卫生，赶走了蚊子。

还有一个关于德国著名的霍夫曼将军的故事。有一次他到慕尼黑去视察军队，军队俱乐部当晚举行宴会，欢迎他的到来。一个中士服务员给他敬酒的时候，由于激动和紧张，居然一下子把酒洒到了他的秃头上，中士吓得脸都白了，脸上不自觉地流下了一道道汗水。这时，只见霍夫曼将军从口袋里面掏出手帕，擦擦脑袋，笑着说："小伙子，我这

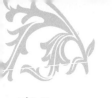
脑袋已经秃了20年了，你这方法我也用过，根本不管用。"
于是紧张的气氛在一片欢笑声中散去。

有一次，钢琴家波奇在美国密歇根州弗林特城举行演奏会，发现观众的到场率还不足五成，他笑着走到舞台最前面，对观众说："弗林特这个城市一定很有钱。我看到你们每个人都买了两三个座位的票。"于是满场大笑。

对一件事情不满，生硬的指责嘲骂训斥效果往往不好，而恰当的幽默，像马克·吐温、霍夫曼将军等那样，诙谐婉转地提出批评，能使对方感到温和可亲，有人情味儿，并能愉快地接受意见，努力改正。幽默真的是一门艺术，有一种力量，说出来的话能让人笑，让人哭，回味无穷。

幽默可促进身心健康。有人说，"幽默是健康生活的营养品和维生素。"妙趣横生的幽默会使你如沐春风，神清气爽，思想乐观，心情愉悦。哪里有幽默，哪里就有活跃的气氛，就有欢笑。有人说，幽默是人的半条生命。临床医学研究表明，具有幽默感的人患上大病后，被治愈或好转的可能性比其他人高30%。美国《身心医学》杂志的一项研究发现，具有强烈幽默感的男性和女性，死亡风险分别能够降低74%和83%，由幽默带来的笑声是人类最有效的减压工具之一。

　　幽默确是一种优美的健康品质。老年人要努力培养幽默感，在日常生活中，要尽量多一些乐观，少一些消极；多一些洒脱，少一些拘泥；多一些活泼，少一些严肃。在适合的场合，也不妨来点幽默，没有幽默的老年生活难免乏味。

童心养天年

童心，顾名思义就是小孩子的天真，童心就是真心，淳朴的心，一种淳朴简单乐观好奇的心。童心是人的天性，不分年龄，不特属于某个年龄阶段，老年人也应保持一颗童心。

常 怀 童 心

生命不在于年龄，贵在保持童心。人生步入老年阶段，依然能够童心未泯，有一颗天真纯朴的心，是一种境界，也是一种幸福。

童心是生命的润滑剂，是从心底升起的阳光。保持童心未泯的状态，就会积极奋进，充满好奇与求知欲望，浑身充满朝气，生活充满快乐，就会有一个永远年轻的精神世界，不知老之将至，在无形中延长自己的青春与年华。常怀童心，常存童趣，是健康长寿的养生之道。

生活中，白发苍苍而童心未泯的老年人不在少数。南宋诗人陆游，享年85岁高龄。他在80岁时写诗自励："花

前自笑童心在，更伴群儿竹马戏。""八十可怜心尚孩，看山看水不知回。"

国学大师启功93岁去世后，留下了满满一柜子遗物，大家以为留下的是一些珍贵字画和古董，怎么都不会想到是一柜子儿童玩具。原来，老人生前最喜欢的事就是玩儿童玩具，与玩具在一起的日子，让启功老人的一颗童心永远跳动着。

世纪老人冰心，一生与儿童为伍，把毕生的精力倾注于儿童文学的创作之中。她说："生命从80岁开始，要永远保持一颗年轻的童心。"正因为童心未泯，她也热爱一切小生命，尤其喜欢猫，每当她养的那只波斯猫在她面前撒娇取宠时，她常常像小孩般开怀大笑。

百岁国医大师干祖望，80多岁时还能爬16层楼去病房查房，连续站着做3小时的学术报告，90多岁时还给患者看病，98岁高龄仍然思维敏捷，视物清楚，还读书看报写文章，批改论文。干老对于养生有着独到的见解，他曾总结出八字养生妙法——"童心蚁食龟欲猴行"，并把"童心"列为八字养生妙法的首位。

俗话说，"老有少年心，疾病去七分""童心常在养天年"。一颗年轻的心是健康长寿的重要精神因素。专家说，童心不仅带来精神上的调剂，还可以缓解脑神经压力和紧张，有利于脑细胞的调节与完善，对人体的心脑血管系统和人体免疫系统都能不同程度地改善。还能使身体分泌多种有益的激素，如酶、乙酰胆碱等，这些物质可使血管收缩，血流量、流速减缓，神经的兴奋和抵制等生命活动调节到最佳状态，从而促进新陈代谢，增强抗病能力，达到延年益寿。

美国有调查发现，经常保持一颗不泯的童心，往往自我感觉比实际年龄年轻许多。百岁以上老人"自我感觉年龄"平均仅为83岁,65岁老人往往感觉自己才55岁。

越来越多的研究证明,当人们常怀童心,对事物产生好奇时,体内就会分泌某种激素,让皮肤不易长皱纹,器官不易出问题,人不易衰老。

童心常驻　乐而忘老

那么,老年人如何才能使自己保持童心呢?

老年人想要童心常驻,在日常生活中不妨多看一些儿童节目,儿童节目大多活泼有趣,轻松欢快,能够愉悦身心,增加朝气,驱散暮气,乐而忘忧。并能唤起童心,追忆童年时代的乐事,如捉迷藏、滚铁环、打弹子、跳房子等,使童心复萌,重获青春活力。

老年人也可多接触、多认识一些比自己年龄小得多的朋友,与他们结成"忘年交",多参加一些活动,常跟他们一块玩,身心会受到感染而年轻。一位长者说,他特别喜欢去高校开会,每次看到成群结队的年轻人,仿佛回到了大学时代,人也变青春了,心情也好了。

最近有一篇短文给笔者留下了深刻的印象,作者在文中写道:"39岁生日,是几个曾在工作上帮带过的'小年轻儿'吵着要给我过的。自觉已步入中年,何必那么天真?然而,聚会、小酌、漫谈、送花、许愿、吹蜡烛、切蛋糕,全套流程下来,我已乐在其中,恍若童年,猛地发现,是这帮小家伙,帮我唤醒了内心尘封的那份天真,备感美好。"

105岁的辛亥老人喻育之特别喜欢和孩子们在一起,他常问幼儿园的孩子:"你几岁啦?"每当孩子们回答5岁

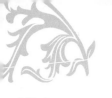

或6岁时，他总是一本正经地说："我才4岁，是你们的弟弟。"他说，与小朋友在一起，心理就年轻、快乐了。作家汪曾祺认为，老年人要保持思想年轻，最重要的办法是和年轻人多接触，他将得自于年轻人的影响和启发风趣地比喻为"每一次都是一次新的经验，都是对我的衰老的一次冲击，对我这盆奇形怪状的老盆景下了一场雨"。

老年人还可以含饴弄孙，享受儿孙之情。孩子是老年人的开心果，老年人常和孩子在一起玩游戏、讲故事、逗小孩，就会从他们的神态和言谈举止中重温自己童年的时光。使自己具有孩子之心，这是一种幸福。老人们说，常和孩子们一起蹦蹦跳跳，真是乐在其中，乐而忘累，乐而忘忧，乐而忘老。

中国现代作家、漫画家丰子恺先生非常喜欢儿童，常常和儿孙们在一起做游戏。餐前等菜空隙，他会和孩子们玩类似"飞花令"的诗词游戏。正因为这种相处，他的很多漫画是以孩子为模特的，记录了儿孙的生活趣事，留住了他们的童年记忆。如丰子恺所说："我的心为四事所占据，天上的神明与星辰，人间的艺术与儿童。"

随着岁月流逝，年龄也随之增加。人可以一天天变老，但童心是万万不能少的。常言道"心不老，人不老"，变老不是年龄的变化，而是对生活失去追求，对事物失去好奇，老年人如果能够永远保持一颗童心，就能让你像小孩一样活泼、好奇，无邪、开朗，没有忧愁，没有烦恼，晚年心境就能够轻松自如，夕阳生活就能潇洒绚烂，老年生活更温馨、更惬意。

为美丽心情加分

人到老年，各种欲望和需求随着岁月的流逝而逐渐减弱，对穿衣打扮、外表形象不再讲究。有的老年人从工作岗位退下来以后，就不注意自己的仪表打扮；不修边幅，胡子拉碴，常常穿一些灰、蓝、黑的暗色系衣服，显得老气横秋。他们说："我都这个岁数了，还用得着打扮吗？"于是，"人未老，形先衰"的样子就出现了。

心理学认为，老年人有意识地老化自己，其实很可能就是对生活失去信心，自暴自弃的开始，这种消极的人生态度会加速人的衰老。

人生老来俏

爱美之心，人皆有之。《上海老年报》上的一篇短文里说，一个70多岁的退休工人，平时头发梳得油光光的，每次外出都穿一身笔挺的西服，人家都说看不出他有70多岁。一次在和朋友聊到老年人的穿着时，他说，人老了更要注

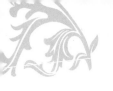
意，若穿得邋遢，别说别人瞧不起，自己也会看不起自己。有人说我老来俏，我认为，人老了，来点老来俏是好事。老来俏，说明此人热爱生活，还保持着一颗青春的心。打扮得年轻一点，走路也有精气神。只要有这种精气神，衰老的速度也会减缓。来点老来俏，穿得整齐点，染染发，梳梳头，自己看着舒服，人家看着也舒服。漂亮了自己，美化了社会，有什么不好？若不注意仪表，邋里邋遢，走到哪，人家也不愿意挨在你身边。谁都喜欢和干净整齐的人在一起。你说是吧？每个阶段的人都有自己的美，年轻人有青春之美，老年人也有属于自己的成熟美。老年人不能因为自己脸上多了几条皱纹，头上多了几根白发，就觉得自己老了，不注重打扮了。人老了，原本就不青春靓丽，更不能放弃对美的追求和喜爱。老年人应该追求美讲究美。每天好好打扮自己，保持整洁优雅，不仅是个人身心健康的需要，也是现代文明的需要。如今爱美的老年人越来越多，他们不但穿着艳丽，有的更是化着精致的妆容。在西方，越是老年人越爱打扮，越老越爱穿鲜艳花哨的衣服，越老越精心化妆修饰。

一个法国人和他夫人开玩笑：希望你到80岁还有人追，不是82岁的老头追你，而是28岁的帅哥。听起来这是一句戏言，但去过法国的人都说，在法国街头，80岁的老太太都是脚踩细高跟，涂着鲜艳的大红唇。

人老心不老，人生老来俏。人至老年，更要善待自己。如何善待自己？有人总结出"一二三四五"，即一个中心：健康。两个基本点：糊涂一点，潇洒一点。三个忘记：忘名，忘形，忘岁。四个老：老伴，老窝，老友，老本。五个要：要说，要笑，要唱，要跳，要俏。

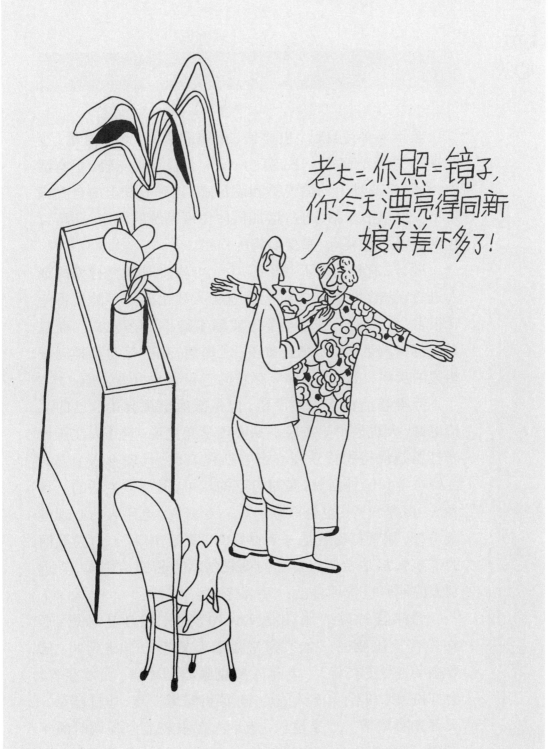

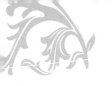
优雅地老去

老年人善待自己，也要俏，正如谚语说"老要时髦，少要乖"，适当地修饰一下，打扮一下，会显得更年轻，更有活力，会带来心理上的愉悦感和满足感，这种心理上的自我满足不仅可以活跃脑细胞，增加机体免疫系统的功能，还可以起到延缓心理衰老、减少疾病的作用。

近日，有机构对1 438名60～80岁平时讲究打扮的老人进行调查，发现90%以上的老年人要比实际年龄显得年轻很多，有的看上去甚至要比实际年龄小20岁左右。而且喜欢打扮的老年人，患高血压、溃疡病、癌症等与精神因素相关的疾病人数，比不讲究穿着的老年人少30%左右。

穿得整洁朴素固然没错，但是靓丽出挑会让自己的心情更好，人也显得更年轻。从心理学角度说，老年人注意仪表打扮是保持积极乐观心态的外在表现，代表着一个人的良好心境和精神面貌，是对自己的认可，是热爱生活的一种表现，既是自尊，也是尊重别人。专家说，老年人的心理健康与否，穿着打扮就是一个很好的"观察窗口"。打扮靓丽的老年人都是希望将自己的朝气与活力传递给别人，告诉别人的同时也告诉自己："我不老。"

郭沫若曾说："服装是文化的表征，衣裳是思想、形象。"莎士比亚说："衣裳常常显示人品。"一句老话叫"佛要金装，人要衣装"。老年人要克服心理障碍，要敢穿着，会打扮，以"我还年轻"的心态，穿得时髦一点，让自己每一天都光彩熠熠。专家建议，老年人在服装上应强调时尚年轻化，可参照比自己实际年龄小10岁的年龄段去选购。同时还应注意自身的特点，比如，如果你性格比较内向，在穿衣上应该选择鲜艳一点的。一个上了年纪的男同志如果穿上红色羊毛衫，映得脸色红彤彤的，人也显得有精神，腹背都比以往挺得直。中老年妇女如果穿条花裙子，色彩变亮了，心情也会开朗起来。总之，注意穿着打扮，把自己收拾得干净清爽，漂漂亮亮，不仅要让别人感到赏心悦目，也要让自己感到美滋滋的。

笔者曾在报上看过一名医生的口述，大意是：有个年过八旬的老太太，患有胆囊癌晚期，可她太与众不同了，医生简直无法把她跟"癌症晚期"和"八旬老人"联系到一起。这个老太太身着一件暗紫色旗袍，满头银发精致地盘起，举手投足十分优雅。瞬间让人觉得，站在面前的不是痛苦求医的患者，而是一位热爱生活的艺术家。老太太笑着说："什么艺术家，我就是一个爱臭美的老太太。我漂亮了一辈子，不能让疾病把我折磨得不人不鬼。人出生时都是哭着来到这个世界上，走了一遭，可不能没有长进，再哭着回去。"确实，即便身体老去，美丽依旧不会消逝。

有人说，美丽是一场长跑，它不属于某个特定年龄阶段，而是整个人生。20岁活青春，30岁活韵味，40岁活智慧，50岁活坦然，60岁活轻松，七八十岁就成无价之宝，即使老，也要老得漂亮、优雅。

第四篇

情绪养生

乐观·豁达

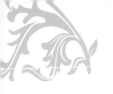

▦ 丰富的情绪体验

　　情绪是基本的感情现象，一般有外部表现明显、持续时间相对较短的特点。情绪发生的主要心理因素是客体与需要之间的关系。一般来说，客观事物满足个体需要，产生正面情绪，如喜悦、欢愉等；而客观事物不满足个体需要，则产生负面情绪，如愤怒、悲伤等。

情 绪 体 验

　　人人都有情绪，且伴随着人的一生。同样，老年人也有丰富的情绪体验。最新研究表明，老年人的情绪活动与中青年相比，本质特点是相同的，仅在关心自己健康状态方面的情绪活动强于中青年；研究结果还表明，老年人比青年人更遵循控制自己情感的某些规范，如老年人比青年人更愿意控制自己的喜悦、悲伤和厌恶的情绪，更认为自己应控制兴奋、激动和害羞的情绪活动等。所以老年人不像幼儿那样喜怒无常，也不像年轻人那样狂风怒涛。大多数老年人的情绪体验比较含蓄、内敛和持久，但不能因此就认为老年人情绪单调、呆板、贫乏。

我国古代就有"七情"之说。《黄帝内经》把人类情绪分为喜、怒、忧、思、悲、恐、惊，也称为"七情"。鉴于中医五行五脏为中心的分类思想，把怒、喜、思、悲、恐五志看成是五种情绪。

当代美国心理学家保罗·艾克曼提出的四种核心情绪，分别是愤怒、喜悦、悲伤、恐惧，这四种核心情绪在老年人的日常情绪表现中较为明显。

喜　悦

喜悦是因盼望而起，在愿望达成后而产生的一种情绪体验。喜悦的程度取决于愿望满足的舒适感，从满意、愉快、欢乐到大喜、狂喜等，有着许多不同程度的状态。现代我国大多数的老年人都有吃、有穿、有住、有医，生活水平逐年提高，基本需要都能得到满足。有关方面对我国各年龄阶段人群的"幸福指数"进行了调查，结果表明，老年人的"幸福指数"排名在首位。生活幸福了，自然就会产生喜悦的情绪。一般来说，喜悦是正面情绪，俗话说"人逢喜事精神爽""你要是心情愉快，健康就会常在，你要是心境开朗，眼前就是一片明亮"。但如果"喜"太过，就会对健康造成损害，甚至酿成人生悲剧。这就是人们常说的"乐极生悲"。范进由于大喜而导致精神失常就是"乐极生悲"的一个典型例子。

现实生活中因大喜而造成不幸的案例也并不罕见，如

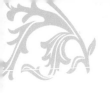

阳光
心态

▲ 喜怒哀乐

有的老年人在麻将桌上，因"和牌"而过于激动，导致血管破裂，脑溢血而倒地不起。据医学调查发现，每逢节假日，心脏病复发率明显比平日高。专家指出，家庭聚会时，很多人都会过度兴奋与激动，从而引起血压升高、心率加快、心肌耗氧量增加，对于老年人来说，过分兴奋很容易导致心理紊乱、心绞痛和心肌梗死，甚至造成猝死。

愤　　怒

愤怒是由于人们在现实生活中遇到的事与自己原本的想法和愿望不符，特别是一再受到妨碍而逐渐积累了不满情绪，最终产生了愤怒。此类情绪可以从生气、愠怒、愤怒发展到暴怒。老年人由于在生理、生活上处于人生重大变化时期，遇到的生活事件会更多，遭受到的挫折也多，需求也会越来越多。不论哪个方面安排不妥当，都容易产生不满情绪，引发怒气。

老年人因为身体原因导致发火的情况最为多见。人到老年，由于身体抵抗力降低，各种慢性病缠身，故而产生烦躁、怨愤和苦闷的情绪，对于他们，往往只需一根导火索，就会勃然大怒。

有的老年人因不懂得社会角色的转换而易怒。前两天，王阿姨告诉笔者，老伴自退休以后，家里就没有太平过，常常为一点小事发脾气。一次，说了他两句，谁知他竟摔门径直而去，直到晚饭时间才回家，可是气还没消，嘴里还嘟嚷着什么"人走茶凉"。后来得知，他去了公司，哪知新来的门卫恰好不认识他，吆喝着让他登记，他顿时火冒三丈，对着门卫训斥了一顿。进去后，大家都在忙着手中的工作，没有和他多聊什么，就这样，他揣着一肚子气回来了。王阿姨家那位先生就是因为不懂得转换角色，一时适应不了退休后的生活而引发焦躁不安，情绪波动，爱发脾气。

还有的老年人对很多事情都看不惯，看什么都不对劲，遇事容易情绪激动，甚至性格乖僻，不近情理。有的医学专家认为，人到70岁脾气会变乖戾，特别是男性，俗话说"人生七十古来稀"，而最新研究发现则认为"男人七十坏脾气"。

悲　伤

悲伤是由于失去所盼望的、所追求的东西而引起的情绪体验，从遗憾、难过、伤心到悲痛。悲伤也是老年人较为常见的一种情绪，人到暮年，感情会变得脆弱，当他们看到或听到抑或自己遭遇"伤心"事时，总会落下眼泪，伤感几天，情绪才能平复。老年人的心理活动是很复杂的，他们的伤感情绪除了感情脆弱的因素之外，还有一些特殊的情怀。比如，老年人都有一种恋友情绪，他们对昔日的同学或同事

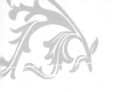
能数十年不忘，每当听到哪家遭受到不幸之事或挚友作古的消息，都会很伤感。最使老年人伤感的就是老伴的离世，暮年丧偶是生命中最沉重的打击，对多数老年人都是一道特别难迈过的坎儿，有的老年人会终日以泪洗面，痛心疾首，整天处于极度悲痛的状态。

老年人还有一种怀旧感，他们喜欢追忆过去的美好时光，经常沉湎于对往事的回忆和对往昔的怀念，为好时光的逝去而遗憾，悲伤情绪油然而生。此外，老年人的失落感也易导致悲伤情绪，他们退休后赋闲在家，一改往昔的忙忙碌碌，此时"老了，不中用了"的感觉便会自然产生。

恐　惧

当人们企图摆脱、逃避某种危险情绪，又苦于无助的时候，恐惧就产生了。上了年纪的老人会不时地产生一种恐惧情绪，经常感到心神不定、忐忑不安而陷入自我恐慌中。其主要表现就是怕生病、怕衰老、怕死亡。有的老年人常常因自己视力模糊，头发变白，皮肤起皱，牙齿松动，身背弯曲等生理机能的衰退而发愁、焦虑、恐慌。他们特别在意自己的健康，关注一切生理现象，一旦发现有异常，哪怕是很小的变化，就会神经紧张，总是害怕自己会得或已经得了某种可怕的疾病，这是老年心理的一个特性——恐惧死亡。现实中突如其来的事件，也会引发老年人的惊恐，如接听电话时，对方称是"公安局"的，说他的个人信息被泄露，个人资金账户存在风险。有的老人一听就被吓住了，顿时紧张万分、惊慌失措、失去理智判断力。于是被骗的悲剧就发生了。电信诈骗之所以屡屡得手,利用老年人的恐慌心理是重要原因之一。还有的老年人,在电脑、银行卡等高科技产品面前束手无策,望而生畏。

　　上述四种主要情绪,属于积极情绪的只有喜,并且过于"喜"还会导致"乐极生悲"。其他都是消极情绪。人有情绪是本能,我们不仅要认识这个本能,还应当有控制情绪的本领,使自己经常处于良好的情绪状态中,有了好的情绪,身心自然就会健康。

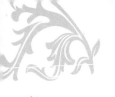

阳光
心态

做情绪的主人

人的情绪变化和人的身体变化息息相关,情绪是人的心理活动中对健康影响最大且最重要的组成部分。情绪对健康的影响,是指情绪对一个人的身体健康有增强或损害的效能。生理学告诉我们,任何情绪活动总伴随着生理、生活的变化,而这些变化对人的身体影响是不同的。一般来说,人在愉悦时会有呼吸平和、血管舒张、肠胃蠕动加快等生理反应,均有助于身体内部的调和与保养,有益于人的身体健康。

清理"情绪垃圾"

可以说,健康的情绪是健康的源泉。但人在悲伤、愤怒等不良情绪主导时,神经系统、心血管系统、消化系统等生理功能均会出现异常,导致机体平衡失调,引起疾病的发生与发展。胡夫兰德说:"一切对人不利的影响中,最让人短命夭亡的就要算是不好的情绪和恶劣的心境。"因此,我们要提高情绪修养水平,学会清理"情绪垃圾",驾驭情绪。

改变认知角度

我们知道,个体对客观事物与主观需要之间关系的认知评价是产生不良情绪的重要原因之一。因此,有意识地改变自己的认知角度,从不同的角度看待问题,努力从客观事物中分析、寻找合理的、积极的因素,是排除不良情绪的重要途径。如怎样看待生老病死的问题,如果你不能正确认识和对待疾病和死亡,就会整天生活在忧愁、悲伤的情绪里,陷入"患者角色",就会产生生命的末日感和恐慌。但如果换个思维,变个角度思考问题,科学地面对疾病和死亡,就会得出不一样的认识。

笔者曾看过这样一则报道:一个人在车祸中不幸失去了双腿,朋友都来慰问,表示极大同情,而他却说:"没什么,尽管失去了双腿,却保住了生命,而且,使我认识活着是一件多么好的事情。我失去了双腿,得到的是比以前更加珍爱的生命。"他虽遭不幸,却也因此改变了认知角度,从积极的方面认识和思考问题,这样就克服了因不幸而产生的消极情绪。

把握需求的"度"

情绪的产生与个人的需要关系密切,个人需要得到满足了,就会产生喜悦的好情绪,反之,则会产生苦闷、焦虑等消极情绪。因此,把握需求的"度"就显得十分重要了。所谓把握需求的"度",就是要找到外部世界与内部世界间的平衡点。也就是说,要把自己的需求定在现实条件的允许下和自己的能力范围内。如果你的需要与现实和自己能力

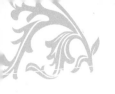

之间的差距较大，那就应该努力把自己的需求降低或放弃，以减少失望后的心理不平衡，避免对身体产生各种各样的损害。在现实生活中，我们发现那些活得舒心、活得潇洒、活得高寿的老年人大都没有过高的欲望，都是知足常乐者，不妄求，则心安。

增强"自控"能力

自控能力是一种内在的心理功能，能让人自觉地调控自己的言行和情绪，纠正不良的行为习惯和情绪。人生活在社会环境中，个人的愿望和需求同社会利益时常会发生矛盾，不可能总是遂人心愿，实现所有的愿望。因此，人必须依据社会规范来约束自己的行为和情绪，用控制力来调节自己的行为和情绪。这就是说，人要做自己的主人，要用理智驾驭情绪，用理智战胜情绪。当你愤怒时要想办法制怒，当你过喜时要注意抑制，当你悲伤时要学会释放，当你惊恐时要保持冷静。

有一个火爆脾气的老人，有的人说他是一点就燃、一触就怒的人，为此，有人开玩笑地称他"愤老"。可后来他却有了180度的转变，他成功管住了自己，不做情绪的奴隶。他介绍了三点经验：一是当意识到自己发怒了，就给自己设置3分钟的时间，即使和老伴拌嘴亦不超过3分钟；二是当火气上来的时候，"三十六计走为上计"，迅速离开让自己发怒的场合；三是当因家庭琐事发生矛盾时，索性装聋作哑，或大事化小，小事化了。这位老伯制怒的三点做法很有参考价值，值得推荐。生活实践表明，自控能力强的人就能抑制不良情绪的产生和发展，就会有好的情绪，而那些缺乏自控能力的人则容易受到不良情绪的侵扰。

人生需要制怒。老年人更应学会制怒，懂得制怒。清代林则徐官至湖广总督、陕甘总督和云贵总督，一次在处理公务时，盛怒之下把一只茶杯摔得粉碎。当他抬起头来，看到自己的座右铭"制怒"二字，意识到自己的老毛病又犯了，立即拒绝了仆人的代劳，自己动手打扫摔碎的茶杯，表示悔过。

接纳"不完美"

现实中，我们看到很多老年人对人对事，特别是对自己的要求都很严格，有的老年人喜欢自责、埋怨，认为这也不是，那也不行。其实，世界上没有十全十美的人和事，不是有一句话叫做"金无足赤，人无完人"吗？如果我们过度追求尽善尽美，苛求别人或过分要求自己，什么都要完美无缺，那就有可能在一件事尚未完成时就产生焦虑、苦恼、压抑等很多不良情绪。

因此，不论在什么时候都不必刻意去要求自己，每个人应该认识到自己是不完美的，有的时候，我们要学会放弃，选择求"缺"，接纳不完美。已故歌手莱昂纳德·科恩说："不够完美又何妨，事物皆有裂痕，那是光进来的地方。"杭州灵隐寺有这样一副对联：人生哪能多如意，万事只求半称心。这副对联语言朴素、直白，却蕴含深刻的哲理，妙就妙在"半称心"这个"半"字上。记得一位作家说过："世界上的事情，最忌讳的就是十全十美，你看那天上的月亮，一旦圆满了，马上就要亏缺；树上的果子，一旦熟透了，马上就要坠落。凡事总要稍留欠缺，才能持恒。"有人问功成名就的曾国藩，为什么把自己的住所提名为"求阙斋"？他回答："不求美，而求缺。"不去求美，就不会有丑。生活中，

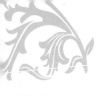
如果老年人有"求缺心态"，不求满分，只求满足，心放平了，能接纳不完美，心平气和、自然舒适地生活，那么一切就会风平浪静，可以减少很多烦恼和痛苦。

情 绪 调 节 法

消释和克服不良情绪，除了要懂得上述四方面的要点，还应该掌握一些具体的方法。

阻断法

当我们察觉产生坏情绪的苗头时，就应该立即妥善处理，阻断其蔓延，不让它扩散、影响整体生活，这就叫阻断法。这里的关键是自我觉醒，及早发现不良情绪产生的征兆，只要我们留意，是可以预测坏情绪的到来的。如闷热的天气，大部分人都可能出现烦躁、焦虑等坏情绪；又如听到严重的噪声，人烦躁不安的坏情绪就会被"勾"到即将爆发的边缘。及早察觉，及早处理，就能控制糟糕情绪的产生和发展。

宣泄法

宣泄法就是把积压心底的"怨气"及时释放出来。宣泄的方法很多，如参加娱乐、运动等，善于唠叨，善于倾诉，会哭会笑，也是重要的宣泄方法，它对人的情绪调节起着功不可没的作用。女性为何比男性更健康、更长命，经常唠叨是法宝。女性情绪不好、苦闷时，敢于外露，敢于宣泄，跟家人、跟朋友倾诉，及时将不快的情绪表达出来，得以释放，心情就会舒畅多了。但男性在痛苦、压力面前，表现较多的是自我忍受，这是痛苦情感的延时，对情绪、对健康都是有害的。

转移法

可以是精神转移法或环境转移法。精神转移法是指某件事一直萦绕在头脑里而影响你的情绪时，不如先暂时把它避开，把自己的注意力转移到其他方面，进行你所喜爱的活动；环境转移法是指当我们情绪不好时，可以换一下环境来调节情绪，使原来那些不愉快的情绪随着情境的变化而发生变化。

为了保持身心健康，老年人心须学会控制情绪，做情绪的主人，豁达、潇洒地过好晚年生活。

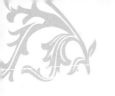

远离抑郁

　　什么是抑郁？什么是抑郁症？抑郁情绪和抑郁症是两个完全不同的概念。抑郁又称"忧郁"，它是一种情绪状态，是一种低落、消极的情绪。我们平时所说的"苦闷""不开心"就是这样的情绪，这是人人都有过的，有人将它形象地称为"心理感冒"。抑郁症是由多种原因引起的以抑郁为主要症状的一种精神疾病，它是一种既影响心理活动，又影响身体各种机能的一种病理的抑郁障碍。

抑郁的表现

　　抑郁情绪与抑郁症的表现或症状并不相同，普通的抑郁情绪有一定的时限性，一般持续周期往往不超过两周，程度也较轻，较少产生身体上的症状。患上抑郁症则会每天都处于心情低落的状态，即使没有什么烦恼事发生也会感到苦恼，而且随着时间的推移可能会越来越严重，影响到患者工作、学习、生活和社会功能的发挥。身体上也会出现明显的症状，如持续的顽固失眠、食欲下降、疲乏无力。

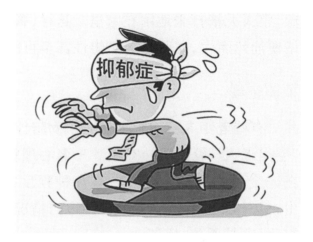

抑郁症 ▲

在日常生活中，有抑郁情绪的老年人比较常见，可以说，大多数老年人在自己的一生中都会遭遇抑郁。曾有跟踪研究表明，大约95%的人会在某个阶段出现抑郁，抑郁几乎是人生难以摆脱的情绪经历。但对此也不能掉以轻心，如果抑郁情绪长期得不到控制，任其发展就有可能演变成抑郁症。所以，老年人应时刻关注自己的情绪变化，管理好情绪，防止抑郁情绪的侵袭。

抑郁情绪的诱因

抵御抑郁情绪最重要的是了解引发抑郁情绪的诱因，了解在什么情况下容易情绪失落。老年人的抑郁情绪都事出有因，大多由生活事件引发，以下几件事对老年人情绪有较大的影响。

退休回家

有些老年人对退休生活缺乏心理准备，退休后1～3年内会有些不适应。告别了几十年朝九晚五的忙碌生活和长期相处的同事，感到自己没有了生活方向，突然变得无事可

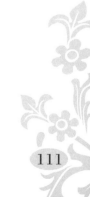

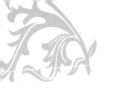
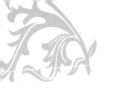
阳光
心态

做,整天无精打采地闲在家里。这样,孤寂、凄凉、忧愁的情绪便油然而生,尤其是老年男性甚至可能患上抑郁症。

精神空巢

有些老年人身边长期没有子女陪伴,独自生活,这样的"空巢老人"最怕精神空巢。一名心理精神科的医生统计,在一个月接诊的100余名有各种程度抑郁症状的老年人中,90%以上都有子女不在身边的情况。老年人缺少精神慰藉,容易孤独、忧郁。

老伴离世

因老伴去世,无法从悲痛中走出来,常回忆过去的日子,时间一久,情绪就会变得低落。调查发现,很多老人在老伴去世的三个月内都会出现明显的抑郁症状。

身患疾病

不少老年人都受心血管、糖尿病等慢性疾病困扰,长期身体不适、康复困难,极易引发忧愁、沮丧的情绪。

远 离 抑 郁

对于以上各类问题,应怎样采取有效措施,抵御它们对情绪带来的消极影响,使我们远离抑郁呢?

改变心理模式

所谓心理模式,指的是思想看法和想法,比如,抑郁情绪的人常常压抑、焦虑、敏感，觉得没有希望，生活没有意义。这些负面情绪必然会造成心理问题。正如美国心理学家威廉·詹姆斯所说："任何事物及现象都不会对人造成压力，令人感到压力的，是我们所持有的看法。"因此，只有改变心理模式，改变看法，抑郁情绪才能够得到克服。

作息规律　起居有常

古人说："饮食有节，起居有常。"规律的生活对预防和消解抑郁情绪也是非常重要的。起居有常，就是要求人们建立一套科学、合理、规律的日常生活作息制度。现代科学发现，人体内有生物钟，几乎所有的生理活动都具有周期性和节奏。起居正常使人的身心活动较有节奏和规律，这对调适情绪无疑是有益的。睡眠紊乱是抑郁症的一个重要表现，而尽力使自己保持与符合自然节奏的作息反而能保证休息，提升身体机能。因此，老年人要有规律的作息时间。由于每个人的生物钟是不一样的，每个人的作息刻度也就会不相同。这里，向读者推荐一份科学合理的作息时间：

表1　每日作息时间表

时　间	作息安排	说　明
1～3时	进入熟睡	最好早早进入睡眠状态，避免情绪激动，睡前不要饮水过多，以免起夜影响休息
5～7时	起床排尿	早起排除宿尿，可使肾脏尽快开始一天的工作
7～9时	吃早餐	可吃一些温热易消化的谷物，如小米粥、燕麦片等

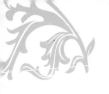
续　表

时　　间	作息安排	说　　明
9～10时	做重要工作	此时警觉性最高,注意力最集中,适合做最重要的工作
12～13时	闭目养神	午饭后血液黏稠度增高,小睡片刻能缓解疲劳
13～15时	做创意性工作	此时协调性、反应速度最好
15～16时	适当放松	精力有所下降,久坐的人起身走走,喝点水、吃点零食
17时	运　动	此时锻炼效果最好,建议快走或者慢跑半小时
18～19时	吃晚餐	两餐间适量加餐,饭后散步
21～23时	准备睡觉	褪黑素开始分泌;读读书或听听音乐,放松身心,进入睡眠的准备状态

滤掉负面信息

过滤负面信息对抵御抑郁情绪也是不可或缺的。如今是信息爆炸的时代,我们每天都要接受来自各种渠道的不同信息。负面信息会使人意志消沉、情绪低落,过滤掉那些负面、消极的信息,吸收正面的、积极的,从中发现生活的美好和乐趣,情绪自然就会好起来。

适度紧张

"心闲无余事"。我们经常发现,一些退休老年人往往比退休前更容易患病。其中一个原因就是有的老年人退休后,生活变得松松垮垮,无所事事,这种过度松散容易滋生空虚、抑郁等负面情绪。有很多家庭主妇或退休的老年人,赋闲在家,空闲时间一多,也容易抑郁。因此,晚年生活中寻找一个能让自己忙碌的事情干,使自己适度紧张非常重要。医学研究表明,适度的紧张有利于健康激素的分泌,能把神经系统和器官功能调节到最佳状态,增强机体的免疫能力,预防疾病的发生。

多晒太阳 适量运动

去户外晒晒太阳,对减轻抑郁症状有明显的效果。医学研究认为,晒太阳不仅能帮助人体生成大量维生素,强身健体,而且能使阳光通过视觉接收器传达到中枢神经系统,调节人的情绪,使人精神振奋,心情舒畅,提高生活情趣,能有效改善抑郁情绪。美国西北大学医院的科学家研究发现,每日中午接触明亮阳光能显著减轻抑郁症状。在接受中午明亮光线的照射的患者中,有68%的人达到了正常的情绪水平,而接受安慰剂照明的患者中只有22.2%的人达到。

除此,保持一定运动量。情绪低落,自然不愿意运动,而这更易加深情绪的低落。一定的运动量不仅能改善郁闷情绪,对改善睡眠质量也有帮助,更重要的是,坚持运动后,人体内会产生令人愉悦的内源性"快乐素"——β-内啡肽。这种物质是有一定的对抗抑郁的作用。英国研究者发现,每天锻炼20分钟能使人们在未来患上抑郁症的风险降低1/3。

一般来说,普通的抑郁不会影响生活和工作,不愉快是"心病",不是身体毛病,也无须求医问诊,只要对自己进行心理治疗、自我调适,配合上述几点建议,抑郁情绪是可以得到克服的。

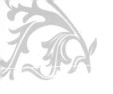

走出孤独

　　孤独感是老年人群中一个普遍而常见的心理问题。最近，中国人口宣教中心调查指出，48%的老人常感到孤独。何为孤独？我们先看一个实例：肖先生70多岁，性格内向，喜欢安静，平时一直窝在家，外界的事都由老伴打交道。自老伴去世后，他几乎与外界没了联系，除了几个老同事就不认识什么人了，而老同事居住在不同的城区，也都是上了年纪的人，平时来往也少。肖先生有一儿一女，但都不在身边，虽会时不时通个电话，但每次也就几分钟。有时他想多说几句，儿女却匆匆忙忙，只好挂了电话。肖先生感到了从未有过的孤独。

孤独的老年生活

　　从上述事例我们可以大概了解到老年人的孤独状态。心理学家将孤独定义为"渴望人际关系却没得到"，包括两个层面：一是人际关系的数量难以满足；二是人际关系的

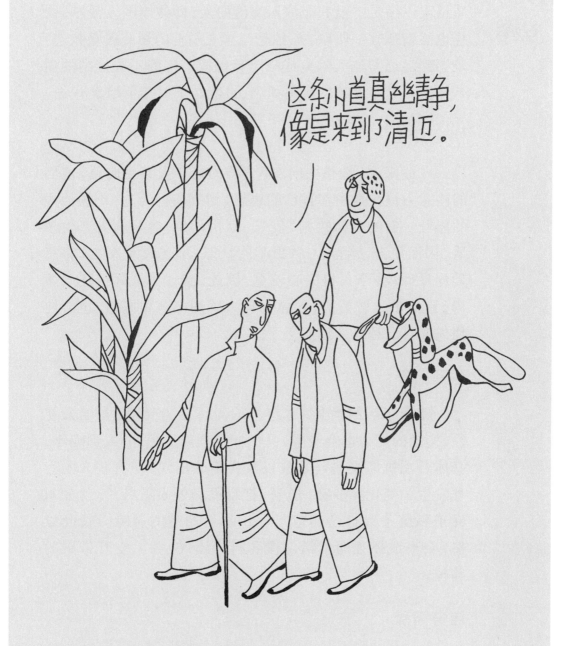

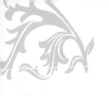
质量难以满足。没有能深入交流的人，即使周围人很多，同样也感到孤独。所以，孤独是一种主观上的社交孤立状态，是感到自己与他人隔离或缺乏接触而产生的不被接纳的痛苦体验。老年人越发容易孤独，可能与下面几个因素有关。

性格因素

一般来说，性格内向、不合群的老年人容易孤独，他们的注意力往往集中在自己的思想、情感和行为上，不顾他人的感受。有的性格执拗、倔强，固执己见，容易与人产生矛盾，因而使自己陷入一种孤独的状态；有的气量小，凡事总爱斤斤计较，个人得失心较重，因此，造成了人际交往的障碍；还有的比较消极，经常对他人感到不满和抱怨，也会使他人离自己越来越远。

生理因素

随着年龄的增长，老年人的身体活力受限，与他人交往、沟通的能力也会受限，易被社会隔离。另外，人到晚年，身体各项机能衰退与丧失以及疾病的出现，使有些人的心理发生了变化。多疑、怪癖，把自己和他人隔离开，犹如用绳子和链条为自己建造了一道不可逾越的屏障。长此以往，会形成孤独的生活习惯和行为模式，并承受其带来的痛苦。

自身因素

有些人退休后，大部分时间无所事事闲在家，与外界缺少联系，缺少了群体交往和沟通。他们孤独感的产生并非因为自己与世隔绝，也不是因为被人拒之门外，而是一种自我封闭,不愿走入外面的世界。

有些客观情况也是产生孤独感的原因。如今,不少老年人都住在高楼成群的都市,高楼限制了活动的空间,加上邻居之间几乎没有往来,久而久之便产生了孤独感。很多老年人因为儿女结婚后组成小家庭,不再与自己生活在一起,成了"空巢老人"。有的老年丧偶,成了"独居老人",其中很多人面临形单影只的晚年,更容易孤独。

人们越发容易孤独,可能与社交网络的兴起有关。有关人士说,社交网络的兴起虽然提高了人际关系的可及性,但深刻关系并未因此增加,反而正在减少,数量多却很表浅的网络社交,让人一打开网络就觉得非常空虚。此话并非没有道理,因此,我们建议老年人要排解孤独,还是应多到人群中,老年人可参与社交网络,但不可痴迷,多与人交流谈心。

无疑,孤独是一种人们不愿接受的状态,它带给人沮丧、抑郁、恐惧等种种消极情绪,进而诱发多种疾病。1954年美国曾做过一项"感觉剥夺"的试验,结果,几乎没有人能忍耐三天以上。到了第四天,试验者出现双手发抖,无法笔直行走,应答

孤独 ▼

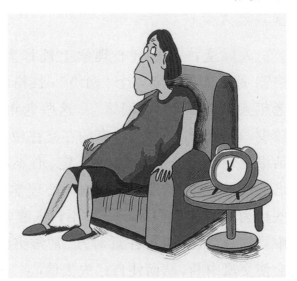

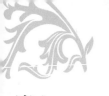
速度迟缓，对疼痛敏感，并出现幻觉等症状，可见孤独感对身心健康的危害。

孤独是现代社会"隐藏起来的时疫"，越来越多的权威研究表明，孤独对人的健康危害很大。《美国医学会杂志》上刊登了一篇文章，研究者为了观察孤独症对60岁以上老年人的影响，对4.5万人先后进行了长达10年的研究，结果显示，孤独的老年人在完成日常活动，如穿衣服、洗澡、上楼梯、走路，上肢活动时存在困难，患高血压、糖尿病、心脏病、抑郁症的概率高，死亡率也更高。

战 胜 孤 独

科学家们的研究结果警示我们，孤独能伤人。因此，老年人应走出孤独。战胜孤独更多地要靠自己，老年朋友不妨试试以下几个方法。

学会与人交往

人际交往在社会心理学上被称为"社会关系支持网络"，每个人都需要这个"网络"，性格内向、有孤独倾向的老年人更需要这个"网络"。这些老年人平时的人际交往较少，也缺乏相关经验。有的在交往中显得冷淡，对对方的话语毫无反应，或眼神飘忽不定、心不在焉，让对方感觉自己受到了侮辱，从而中断沟通。心理学家发现，孤独者的一些行为常常使他们处于一种不讨人喜欢的处境，比如谈话中只注意自己，很少注意对方，常常突然转换话题，这些都会使交流中断，从而使自己失去信心。因此，老年人应改变在交往中的自我主义,学会尊重对方,热情对待对方,使沟通顺畅进行,获得良好的交往效果。

改变封闭的生活方式

有孤独感的老年人,应走出自己的世界并主动融入社会,逐渐改变自己封闭的生活方式。平时有意识地参加一些群体活动,加强自己的参与感;常和老同学联系,参与聚会;常与邻居打招呼、聊聊天,哪怕一个人走上大街,也比一个人窝在家里要强百倍。这都会让你发现许多有趣的人和事,使你不知不觉地融入他人,孤独感也能得到显著缓解。

让自己忙起来

无所事事往往容易产生孤独感。因此老年人不能总闲在家里,要没事找事做,要为自己找点有意义的事做,找到一件自己喜欢的事情,并赋予它一点"使命感"。比如学一些烹调缝纫,或者把家里打扫干净,一个干净敞亮的家也会给你带来积极的心态,有助于消除孤独感。电影《火星救援》中,那位主人公即使独处于距离地球6 000万公里的火星,仍可以种土豆、制造氧气和水等。专家认为,每天做这么多事,就不会有感受孤独的过程和时间。美国著名教育家卡耐基说过:"要忙碌,要保持忙碌,它是世界上最便宜的药,也是最美好的药。"

学会独处

要摆脱孤独之苦最根本的是老年人必须学会独处,学会享受孤独。这个道理很简单。人总是会慢慢变老的,年

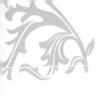
龄也越来越大。老了,熟人、朋友会越来越少,独处的时间必然会越来越多。你会感到越来越孤独和寂寞,这时你要学会自己安慰自己,要学会在孤独和寂寞中生活。

只有学会如何面对孤独,才不会产生孤独感。战胜孤独的最高境界是享受孤独。杨绛先生说:"每个人都是生命的独立个体,因此,我们要学会在孤独时给自己安慰,在寂寞时给自己温暖。老有老的风骨,老有老有优雅,正如春华秋实,四季轮回,各有风采。"

总之,战胜孤独,不能靠外力,只能靠内力。只要生活有奔头,有追求,有梦想,做自己想做的事,整天忙忙碌碌,心里就会平静充实,就不会有孤独的感觉。

别拿焦虑不当事

生活中,不少老年人对焦虑没有像对抑郁那么熟悉,也没有像对抑郁那么重视。他们对什么是焦虑,焦虑有何危害缺乏认知,没有把焦虑当回事。

焦虑的核心症状

焦虑,《现代汉语词典》解释焦虑就是着急忧虑。心理学家将焦虑定义为:焦虑是即将面临某种处境时产生的一种紧张不安、恐惧和不愉快的情绪。焦虑的核心症状是"紧张、担心、害怕"。

有这样一个案例:在旁人眼中,沈大妈是个有福气的人,她才60出头,老伴是高级工程师,儿子目前正出国深造,自己退休后则在家抱孙子,真可谓万事如意。可沈大妈却愁眉苦脸,整个人消沉了不少,朋友纷纷送来关心,终于把她的烦心事给套了出来。

原来前几年老伴闲着无事,就跟着老同事炒股票,刚

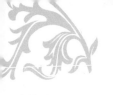

开始还有收益,可近一年来股市持续低迷,让在高位入市的老伴损失不少。可他偏偏不信邪,又投了10万元进去,没想到连着三个跌停板,10万元所剩无几,沈大妈为此事心烦着。加上儿子出国,她更是整日提心吊胆,既担心儿子不习惯国外快节奏的生活,又怕他遭遇不幸,因此经常噩梦连连,患有高血压的她产生了各种不适。

类似沈大妈这样为生活琐事焦虑的老年人并不少见,如有的为自己的日渐衰老而忧愁,有的为自己的健康状况而担心,有的为子女的婚事而着急,等等。老年人常心情焦虑,为焦虑症高发人群。一项调查研究表明,受焦虑影响的老年人是为忧郁所困的老年人的两倍。焦虑和抑郁、发怒等心理障碍一样,对人的身心健康会造成很大伤害。中医认为"忧伤脾",经常忧虑则伤及脾胃,不思饮食、夜不成寐。唐代诗人韦庄有一首"愁"诗,其中说道:"避愁愁又至,愁至事难忘。夜坐心中火,朝为鬓上霜。"说的是一愁白了头。伍子胥过昭关时,陷入进退维谷无所适从的境地,因极度焦虑,一夜间须发皆白的史实就是明证。

对 抗 焦 虑

步入老年,面临人生的"暮"时,期间难免产生各种焦虑情绪。若不能正确看待,整天处在紧张、焦虑不安的心理状态中,把每一根神经都绷得像琴弦一样,若琴弦绷断了,也就命短了。

那么,如何对抗焦虑情绪呢?

活在当下

曾国藩曾说过："未来不迎，当时不杂，过往不恋。"这告诉我们，未来要发生的，不要迎上去想；当下正在做的，不要杂乱无章；而当事情过去了，绝不要留恋。不少老年人所虑之事，很多都是因为迎着去想，明天还没有正式到来，就已经开始忧虑明天的事情了。如果不去想未来发生的事，就可以减少许多不必要的担心和忧愁。

理性思考

生活中，有些老年人遇事喜欢凭感觉，凭自己想象，习惯把感觉和想象作为事实依据，这种想当然的结果往往与事实大相径庭。因此，当我们遇到事情时，多做理性思考、科学的判断，把自己的想象、推测和现实区分开，分清什么是客观处境，什么是自己的臆测，不要把自己的猜测和现实混淆，阻止焦虑情绪的产生。

放松情绪

日前，国家卫计委首度推出"5125"健康生活年，从心理、体育锻炼和饮食等方面提出具体建议。其中的"5"即建议每天给自己留5分钟发呆的时间。乍听之下似乎有点不可思议，在人们的印象中，发呆即脑子停滞、懒怠，现在居然将之提为健康生活的一部分。其实，从心理学的角度看，发呆是情绪调节的一种手段，可让内心处在一个安静的氛围，忘记一切，没有杂念和忧愁。在发呆时，人是轻松、快乐的。研究人员发现，心无杂念，什么都不想的时候，大脑中的脑电波得到加强，让人的注意力和意念更加集中，从而改

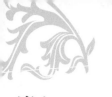

善情绪、减轻压力、缓解焦虑不安。

切勿无忧自愁

前文提到的沈大妈，为老伴炒股亏钱心烦，为在国外的儿子提心吊胆，为怕自己得了不治之症又频繁地跑医院，她把这些事情的后果想得十分严重，时刻等待不幸的来临，为此，总感到惴惴不安。其实，沈大妈的焦虑并非由实际威胁而引发，她紧张恐惧的程度与现实情况也并不相称。所以，焦虑在很多时候往往是一种无忧自愁。生活中，老年人的很多担心、不安，实际上大多没有必要，因为事实结果往往不是他们想象的那样。若把这些担心可能发生的"坏事"记下来，过段时间再看，就会发现这些想出来的"坏事"大多没有发生。

忌过度关注健康

老年人都希望活得长、活得好，健康百岁，把健康的期望值定得过高。对健康特别关注，就会造成"健康压力"，整日为自己的健康担心、害怕。正如医生所言，有的老年人偶有心痛，就担心会心肌梗死；有的老年人胃有时不适，就过分紧张，担心会是胃癌；有的老年人排便不畅，就坐立不安，担心肠道出了大问题；等等。老年人对于健康过度关注的压力反而成为导致焦虑的导火索。

适时深呼吸

当我们感到紧张、焦虑的时候，专家建议运用调息法，即通过调节自己的呼吸节奏，深呼吸，闭上眼睛，保持精神集中，深吸一口气数"一"，呼气再默数"二"，数到十再从头开始，重复动作。这样能减缓呼吸速率，有助于舒解压力，消除紧张与焦虑的情绪。

当然，有些焦虑也许一时得不到缓解但也不必着急，否则焦虑情绪会越发加重。一般来说，正常人的焦虑往往具有情境性，它与一定的事件有关，时过境迁会得以解除。

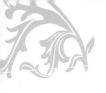

人至晚年少烦恼

有一首流行歌曲唱道："最近比较烦，比较烦，比较烦……"确实，当今人们的烦恼无时不有，无处不在。每个活着的人都有烦恼，没有谁的生活里都是满满的幸福。而每个年龄阶段的人的烦恼又各不相同。幼儿园小朋友因父母逼着进才艺班、英语班，没有了玩耍而烦恼；中小学学生因做不完的作业、考不完的试而烦恼；成年人有工作上的烦恼，情感上的烦恼，人际关系上的烦恼；而老年人的烦恼可能更多，如有为身体患疾病而烦恼，有为自己逐渐衰老而烦恼，有为子孙的事而烦恼，有为吃什么、怎么吃才健康而烦恼，有为退休后大把的空闲时间如何度过而烦恼。佛陀说：众生有八万四千烦恼，可见烦恼数量之多。

烦恼无意义

一项对2 000名英国人进行的调查发现，他们在一生中约把5年的时间花在担心忧虑上，调查中约86%的受访者自称为发愁的人。调查显示,他们平均每天有1小时9分钟在烦恼,相当于每月12小时53分钟,也就是说,普通人64年的寿命里有56个月、将近5年的时间在烦恼。

心理学专家认为,人们的烦恼多数是不必要的,是不值得的。科学家对人的烦恼进行了科学的量化、统计、分析,结果发现,几乎百分之百的烦恼都是毫无必要的。统计发现,40%的烦恼是关于未来的事情,30%的烦恼是关于过去的事情,22%的烦恼只是来自微不足道的事情,4%的烦恼是我们所改变不了的事实,还剩下的4%的烦恼是那些我们正在做着的事情。

但不论怎么说,人总是会有烦恼的,在人生苦旅中不可能一帆风顺,事事顺心,总会有挫折、困难和烦恼。烦恼如影随形,无论你怎样躲,也无法逃避,只是有的人烦恼多多,有的人却偶有烦恼。

有烦恼并不可怕,可怕的是对它的危害性缺乏认识。烦恼是一种不良的心理,是一种负面情绪。老年人如果整天处在烦恼之中,那么他就不可能过得很愉快,因为烦恼会成为沉重的心理负担,它会使人感到焦虑、恐惧、抑郁和痛苦,总是不得开心颜,使人消沉,影响行为活动的积极性和智慧潜能的发挥。而且时间一长,人可能会精神崩溃,而陷入无法自拔的深渊,极大地损害身心健康。证严法师说:"人自身的烦恼比身外的冤家更厉害,烦恼就像一条毒蛇睡在人心中,一旦动它,蛇就会咬人,一定要把心中的愚痴烦恼去除,才能安心修行。"

化 解 烦 恼

烦恼就像一个不速之客,只会带来不好的信息,扰乱

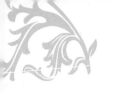

我们的生活，影响我们的心情，损害我们的健康。因此，老年人应当尽量减少烦恼，而不是放任自己的烦恼不断滋长。如果一旦让它疯长，攀附在心灵上，将会覆盖清净本性，如同人体受病毒感染，而致疾病丛生。所以当烦恼来袭时，我们应当采取行动，努力地化解烦恼、抛开烦恼。

不寻烦恼

老年人要不烦恼，少烦恼，最重要的是不自寻烦恼。生活中，我们发现老年人的烦恼有不少是自己招来的。他们常常自觉或不自觉地爱做作茧自缚的事。比如，有些老年人因自己健康状况不好烦恼，因自己日渐衰老烦恼，因子孙之事烦恼，因生活中的一些琐事烦恼。显然，这些烦恼都是不必要的，是自找的。人不可能不生毛病，岁数大了，有点毛病是很平常的事。人的衰老是生命的一个过程，红颜常驻、长生不老只是人的一个美好愿望而已。儿孙自有儿孙福，用不着多操心，更无须烦恼。

"世上本无枷，心锁困住人。""烦恼天天有，不捡自然无。"俗话说，天底下只有三件事：一件是自己的事，一件是别人的事，还有一件是老天爷的事。有人说，老年人的烦恼，往往来自忘了自己的事，爱管别人的事，担心老天爷的事。

《列子·无瑞》里有一个"杞人忧天"的寓言：杞国有个人不怕天寒地冻，只担心天塌下来他没有地方躲藏。为了这件事，他吃不了饭，睡不好觉，整天冥思苦想，以求一旦天真的塌下来好有个安身的地方。天怎么会塌下来呢？你看，真是"世上本无事，庸人自扰之"。佛说："你不自寻烦恼，没有人能使你烦恼。"

心胸开阔

烦恼与人的心胸是否开阔有关,人的烦恼都因心胸狭窄而生。郁闷的"闷"就是自己把自己的心关进了门里。相对来说,心胸狭窄的人烦恼会更多,而心胸开阔的人烦恼就会少些。所以,当我们面对无法回避的烦恼时,唯一要做的是开拓你看待事物的眼界以及包容事物的胸怀。正如有人所说:当你感到烦恼时,想象那蔚蓝辽远的天空,能使你胸襟开阔,宁静爽朗;想象那宽广无垠的草原,能令你心旷神怡,舒缓豪放;想象那五彩霞光,能给你以温暖、悠闲和自然。

调整心念

烦恼内心生,不想自不生。老年人的烦恼往往是内心太执着,念虑过多而造成的。正如无门禅师所说:"春有百花秋有月,夏有凉风冬有雪,若无闲事挂心头,便是人间好时节。"只要内心不为外境所动,抛开心头的"闲事",我们就不会被烦恼侵袭。所以,想要驱散烦恼,一定要调整自己的心念,做到不贪痴、不妄念。

钱钟书先生曾经说过:"洗一个澡,看一朵花,吃一顿饭,便使你觉得快活,并非全因为澡洗得干净,花长得好看,或者菜合你的口味,主要因为你心上没有挂碍。"所以,人想要不烦恼,过安静快乐的生活,就要保持内心清净。真正的平静,不是避开车马喧嚣,而是在心中修篱种菊。

人到老年,应当万事想得开,放下杂念,看淡物质,知足常乐,轻身简装,漫步人生路。这样才能把烦恼抛到九霄云外,才能让自己获得心灵上的清净,才能活得轻松自在。英

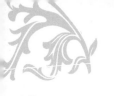

阳光心态

国哲学家邱斯顿说过："天使之所以能飞翔是因为他们有着轻盈的人生态度。"真可谓"心中有事世间小,心中无事一床宽"。

心情愉悦

心情不是人生全部,却能左右人生的全部。心情好则一切都好,心情不好则一切都乱了。佛家有云:"相由心生,境由心转。"一个人所处的环境和境遇会随着心境的转变而转变。人的一生总难免有顺境和逆境,有欢乐有忧伤。尽管是同一件事,由于心情不同,对事物的看法也就不同。心情的变化可以使逆境转为顺境,心情好了,人生境遇也会随之逐渐改变。祸福无门,惟人自招,事物好坏,随心变现。有所谓"心随境转则烦,境随心转则悦",可见心境与烦恼、环境之间的密切关系。当你所处的环境无法改变,就应改变对环境的态度,保持乐观的心境。

有一首民谣唱道:日出东海落西山,喜也一天,愁也一天;恩恩怨怨随风卷,天也无边,地也无边;茫茫四海人无数,早也忙碌,晚也忙碌;人生似鸟同林宿,退也一步,进也一步;遇事不钻牛角尖,人也舒坦,心也舒坦。心情好了,烦恼就不会来袭,而心情不好时,烦恼则会找上门来。"烦恼来自笑太少,快乐来自常微笑。"作家于丹说:"多一点快乐,少一点烦恼,累了就睡觉,醒了就微笑,生活怎么样,自己放调料。"所以,老年人应保持愉悦的心情,用愉快驱散烦恼。

难得糊涂

不少老年人尽管生活并没有遇到过什么大的挫折、困难，但其心底总是被一些烦恼紧紧缠裹着，这些烦恼说起来也许都是那么微不足道。比如，某阿姨在洗碗时不慎将心爱的碗摔碎了，为此，她懊恼了好几天。对付生活琐事，最需要的是"难得糊涂"，不要太在意一些小事，不要太较真。"只有没心没肺，才会活得不累。"世上的事不可能尽善尽美，尽如人意，人生不如意十之八九，不如常想一二，不思八九。凡事只要无碍大局，糊涂几回又何妨！

曾经看过这样几句话：活得糊涂的人，容易幸福；活得清醒的人，容易烦恼。清醒的人看得太真切，一较真生活中便烦恼遍地，而糊涂的人计较少，虽然活得简单粗糙，却因此觅得了人生的大滋味。

人的一生总会有一些有意或无意的烦心事。摆脱烦恼，化解烦恼，也不可能一劳永逸。与其整日被烦恼纠缠而苦闷，不如以一种平和的心态，从容面对它，把那些烦心之事当成每天必落的灰尘和泥沙，尽量将当天的烦恼从心宅里清扫干净，并且忘却它，不再温习它。正如著名作家王蒙所说："把烦恼当作脸上的灰尘，衣上的污垢，染之不惊，随时洗拂，常保洁净，这不就是一种智慧和快乐吗？"

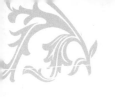

告别"老来犟"

随着年龄的增长，老年人的性格往往由外倾向内倾转变，这个趋势的主要表现是越来越倾向以自我为中心，过度关注自我，太把自己当回事，有些原来通情达理的人，老了反而成了蛮不讲理的人，变成倔强、固执的"老来犟"了。

倔强的老人

倔强或固执，《现代汉语词典》对它的解释是：坚持己见，不肯改变。在心理学中，倔强是指一旦形成某种认知或某种行为方式后就长期坚持，很难根据情况予以改变的心理特征。一个人很难从一种状态转向另一种状态，著名生理学家巴甫洛夫曾经说过："固执是精神过程的停滞性。"它是一种偏执型人格障碍。其主要特点是自满自信，思维刻板，自我评价过高，常常固执己见，独断独行，对别人的意见、见解不以为然，轻易否定别人的意见。认为

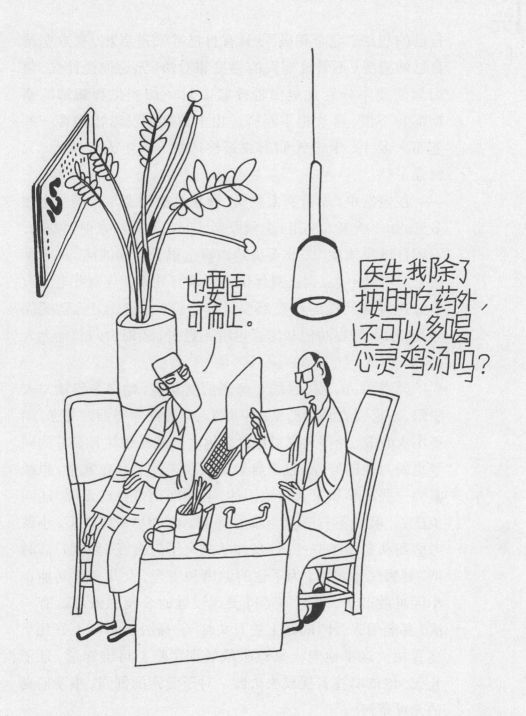

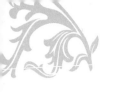

自己的想法"完全正确"，只有自己才知道真相，喜欢坚持自己的意见，不赞成别人的意见和看法，无论你说什么，他们总是要不分青红皂白地反驳。对一切变化和新鲜的事物都看不惯，喜欢指手画脚。由于这些情况常出现在一些老年人身上，于是人们形成最终印象：老年人太执拗、太倔强了。

在生活中，不听别人意见，固执己见的老年人确实比较多见，如不听家人劝阻，为领取那区区几元的商家促销赠品，不顾自己身体状况，非要去超市排上很长时间的队，结果拿回家却用处不大，自己身体倒不舒服好几天。还有些老年人平时连买几元钱的小菜都要讨价还价，却花几万元购买保健品，别人好心劝他却怎么也听不进去，还竭力向其他老人推荐。

郝老伯，81岁，独居。郝老伯女儿说，她父亲喜欢与人争辩，常常因为坚持己见，不听别人意见而争得面红耳赤，闹得不欢而散，弄得大家对他敬而远之。就是他往日要好的同事也因为他的好强、过于自负而很少来往了。在家里，也经常为一些小事和家人争论不休，有时明明是自己无理，还固执己见，就是不肯听取小辈的意见。比如早锻炼一事，小辈考虑到郝老伯年岁已高，身体状况又不怎么好，血压时高时低，腿脚又不灵活，为了他的健康和安全，女儿多次劝他在小区里散散步，可他却坚持要到较远的公园去锻炼。有一次，郝老伯去公园的路上被石头绊了一跤，弄得腿上好几个乌青块。这下他老人家该吸取教训了吧？可谁知道，过了几天，他依旧拄着拐杖去公园。对于父亲的倔强，小辈们真的无可奈何。

"老来犟"害处多

倔强、固执是一种心理障碍，会造成人际关系紧张。夫妻关系不融洽、常吵架，尽管原因有很多，但其中一个重要原因就是因为有一方总是以自我为中心，认为只有自己的意见是对的，必须得听他的才行，有时还像训孩子一样训对方。日子久了，另一半忍无可忍，矛盾、冲突由此产生，夫妻间的"战争"也就难以避免。老年人的倔强、固执也常会影响到子女的关系，有位儿女这样说，自己的爸爸妈妈是非常好的人，但就是太倔强，你说东，他偏说西，你说好，他偏说不好，也没有什么理由，他就是要跟你反着来，闹得儿女们跟他们在一起时都怵得慌，实在难以相处。固执、偏执的老年人，总是坚持己见，听不得一点不同的意见，他们往往采取批评、指责、咄咄逼人的沟通方式，使对方难以接受，难以相处，正如有人所说，想和他们聊天都没法聊。

倔强、固执会使大脑衰老加快。老年人如果偏执于固有的思维定式、固有的看法，不注意学习新知识，不注意接受新事物，这样大脑就会缺乏应有的刺激，使得大脑停滞，思维能力下降，从而导致大脑衰退速度加快。

倔强、固执还会诱发身心疾病。倔强、固执的老年人大多对一切变化和新鲜事物看不惯，常与周围的人和事"作战"，与周围环境格格不入，人际关系紧张，久而久之变成了生活中"不受欢迎"的人。与人疏远了，与社会疏远了，难免产生寂寞感、孤独感和失落感，使之情绪低落、消沉、郁闷、烦躁，这就为精神性疾病、心血管疾病、消化系统疾病和多种癌症提供了可乘之机。

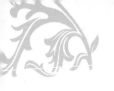

改变固执心理

倔强、固执，从心理学角度上说，它是人的一种性格或者个性，而性格是个体在长期实践活动中沉淀下来的稳定的态度和行为方式。老年人在漫长的岁月中形成的个性和行为都是根深蒂固的，有句话叫做"江山易移本性难改"。可见，试图改变老年人倔强、固执的个性是十分困难的，但也并非一成不变，老年人如果自己能正确认识自己，了解并适应环境，加强自身的心理修养，可以减轻甚至改变性格和行为的偏异。

自知之明是改变固执心理障碍的主要应对之策，人人都有不足之处，世上恐怕没有哪个人"十全十美"。人到老年会出现认知水平下降和心理衰老的现象，对于自己身上存在的心理弱点，老年人不应遮掩、回避，而应认识到自己对很多事情的认识和看法不一定完全正确、完全符合实际。顽固地坚持自己的意见不放，轻易地否定别人的意见，实际上是对别人存有心理上的排斥感。倚老卖老绝不是智慧老年人的态度，老年人要善于发现别人见解的独特性，只有这样，才能多角度地看问题，才能发现也许错误在自己这边，才会发现固定在某一个立场上固执地坚持己见，有时显得多么傻。生活中，如果老年人能摒弃盲目固执的心理，不自以为是，不冲动诡辩，善于倾听，接受别人的意见和建议，那么我们的固执、执拗个性也许就能得到改变。

主动示弱是克服倔强、固执心理的又一个重要策略，太倔强、固执的老年人，都有逞强好胜的心理，往往表现得锋芒毕露，无论什么事，无论与何人都要争个高低或输赢，在做人上，忘记了"三人行必有我师焉"的古训。曾有人问苏格拉底："据说你是天底下最有学问的人，那么我想请教一个问题，你能告诉我天与地之间的高度到底是多少？"苏格拉底微笑着答道："三尺！""我们每个人都有四五尺高，天与地之间的高度只有三尺，那人还不把天地戳出许多窟窿？"苏格拉底微笑着说："所以，凡是高度超过三尺的人，要能够长久立足于天地之间，就要懂得低头呀！"苏格拉底可谓是深得人生真谛：懂得低头。是啊！老年人学会主动示弱，懂得低头，就不会顽固，不会执拗啦！

如上所说，老年人固执、倔强，是一种偏执型人格障碍，是一种病态心理，不仅造成朋友疏远，人际关系紧张，家庭不和谐等，还会影响身心健康。因此，老年人应该充分认识到其危害性，积极进行自我调适，戒掉"老来犟"的习性。

青丝已去，白发染头。即便如此，老年人也要活出个老人样：善良和谐，自重自爱；明白事理，雍容大度。内心平和一些，心境宽阔一些，遇事常露笑颜，遇人常给笑脸。多一些理解，少一些计较。这样的老人才会受人尊敬、让人爱戴。

第五篇

坦然养生

充实·开明

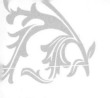

▨ 记忆力减退慢些来

　　常听到老年人感叹道："老了,记忆力衰退了。"随着年龄的增长,记忆力有所衰退的确是个不争的事实。生活中,老年人丢三落四的情况很是普遍,如煮饭时忘记放水;炒菜重复或漏放调味料;灶台上烧着水就出门了;刚关好门却发现没拿钥匙;手里拿着钥匙却到处找;明明要去房间拿提包却拿了一顶帽子;刚想起一件事,转过身竟然记不起来;遇见熟悉的老同事竟叫不出名字;等等。健忘,给人们的日常生活带来了不少麻烦,很多老年人为此感到不安、烦恼,甚至焦虑、恐惧,从而影响身心健康。

认 知 记 忆

　　记忆在人类生活中的确非常重要,从心理学角度看,记忆是智力的重要组成部分,是智力的仓库。人类正因为具备记忆能力才能借助已有经验解决许多问题,使工作事业顺利,让日常生活有条不紊。可以这么说,没有记忆,任何活动都难以进行，人将无法正常活动。即使记忆有某些缺陷或发生局部的暂时障碍，也会给生活、工作、学习带来困难。

俄国心理学家谢切诺夫说过："离开记忆，任何现实工作都是不可思议的，因为任何心理活动，即使是最简单的心理活动都必须以保留它每一个当前的要素为前提，把它与随后的要素联结起来，没有这种联结的能力，发展是不可能的，人便会永远处于新生儿的状态。"

那么，什么是记忆呢？记忆是一种心理现象。心理学认为，记忆是过去经历的事物在头脑中的反映。一个人对以前经历过的事物，并不会因时间的推移而全部遗忘。在一定的时间内，总或多或少的在头脑中留下一些痕迹。比如，你曾到某风景地游玩过，之后，当你回忆起那风景区时，你往往仍能记住那里的一景一物，一山一水。这就是记忆。

心理学认为，人不仅能记忆曾经见过的、听过的、嗅过的、尝过的和触摸过的、感知过的各种各样的东西，而且也能记忆曾经思考过的问题，体验过的情绪和操练过的动作。因此人的记忆对象是十分宽泛的。

记忆包括记和忆，由识记、保持和回忆三个环节组成。从信息加工的角度看，这一基本过程是信息的输入（编码）储存和提取。识记是人们识别并记住事物的过程，它是记忆的第一步，是保持的必要前提。保持是记忆的第二个环节，如何做到使识记的事物得到牢固？多次识记，经常复习是遏制遗忘的有效方法。回忆是记忆的第三个环节，识记时对事物的信息加工水平和对事物保持度会影响记忆效果，一般说，加工越深，保持得越牢固，回忆效果越好。

老年人好忘事、记性差，是记忆力减退、人体智能活动障碍的一种表现，也是人体机能老化的一种表现。常识

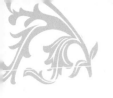
告诉人们,年老过程都伴有记忆力减退,一般起自50岁左右。生理学认为,人到老年,身体各个系统包括神经系统在内的器官机能逐渐减退,随着年龄增长,脑重量逐渐减轻,25岁时脑重量约1 400克,60岁时约减少85克,80岁时约减少140克。脑细胞也在减少,60岁大脑皮质细胞减少20%～25%,70岁以后,多数人出现脑萎缩。有专家说,即使正常衰老,人的正常认知功能也会从五六十岁整体变慢。因此,老年性记忆力衰退是常见的机能障碍之一。不过,人的记忆发展差异很大,有的人不到50岁记忆就不佳,而有的人即便是八九十岁记性仍然很好。

就一个人的记忆发展看,它是随个体的发展而发展的,一般认为18～30岁是人记忆力的黄金时期,若以这个年龄的记忆力为基数100,则35～60岁为95,60～85岁为85,由此可见,人的记忆力的减退还是比较缓慢的。

加强记忆锻炼

老年人好忘事,除了受到年龄和大脑影响外,还受到健康状况、精神状况以及大脑锻炼和记忆训练等因素的影响。因此,老年人不必为自己的记忆力衰退感到焦虑和惧怕,更不必悲观失望。只要我们努力做到身心健康,加强记忆锻炼,主动利用记忆的方法,记忆效果是可以提高的。下面几点老年朋友不妨试试。

有记住的要求

生活中往往有这样的情形,住在二楼的人,即使每天上下楼梯也会答不出共有几级台阶，因为他没有记住这个数字的要求。心理学上有这样的实验：把一篇文章分别交给两组人朗诵，对一组人群提出背诵的要求，而另一组没有任何要求。结果证明，前一组的记忆效率比后一组要高得多。可见，要记得快，记得牢，必须向自己提出"要记住"的要求。

增强信心

记事情时，首先要有一定能记住的心理暗示，"我行""我能记住"，倘若对自己的记忆都缺乏信心，自然也就难记住，因为这种信心缺乏会产生消极作用，从而影响个体内在潜能的发挥。

发挥自己记忆优势

很多心理实验证实，老年人的记忆虽然有所减退，但并不是全面减退，在某些方面并不亚于年轻人，甚至还有一定优势。比如，老年人更容易记住那些有意义、有联系的事物。因此要提高记忆效果，可将那些类似人名、地址、电话这样无意义、彼此没联系的材料赋予一定意义。"548461"，这是笔者60年前就读的某大学的电话号码，至今还能顺利背起来，原因就是将这组枯燥、无意义的数字转换为有趣、有意义的"五四青年节不是六一儿童节"。

调整情绪状态

情绪的好坏会对记忆效果产生很大影响。一般地说，心情愉悦、轻松、平静的时候，记事效率就高，反之则会变差。生活中常有这样的情况：当一人在家时，对次日小组会上的发言内容能顺利背出来，但第二天在会上面对众人时，却结结巴巴想不起来发言内容。这种"舌尖现象"与情绪紧张有关，遇到这种情况，最有效的办法就是放松情绪。

对信息进行精细加工

认知心理学把对信息的理解分成两种，第一种是简单加工，就是单纯的复述、记诵信息；第二种是精细加工，就是对信息进行分析，重新表述。这就是说，当我们在记忆某个信息时，不要原样照搬，而是对它们进行一番思考理解，理解了信息，容易记住。

掌握遗忘规律

在记忆心理学里有一条著名的艾宾浩斯遗忘曲线，它是德国心理学家艾宾浩斯用实验方法揭示人类记忆中的遗忘过程而提出的。这条曲线表明了遗忘在数量上的变化规律，遗忘量随时间递增，增加的速度是先快后慢，在识记后的短时间的遗忘特别迅速，然后逐渐缓慢。根据这个规律，老年人要记住某些事情或某些材料，就应当及时进行，"趁热打铁"，如果长时间不学习、不记忆，就会日渐淡忘。

养成好习惯

例如勤于动笔。好记性不如烂笔头，家中电话、手机号码、身份证号码等重要的数字不妨记在本子上，以便查找。又如，做完一件事后再进行第二件，做到一心一用，以免顾此失彼。类似钥匙、社保卡等，放在固定位置，不随意乱放，这也是一个好习惯。

记忆要得法

老年人怕忘事，还可以根据自己的特点和要记的内容采用各种方式来帮助记忆。如多次记忆法：遗忘是一个不断进行的过程，多次记忆才能有效遏制遗忘。这也就是孔子说的"学而时习之"的道理。又如谐音法：借助谐音赋予材料意义，"梁、唐、晋、汉、周"这五个顺序不能颠倒的朝代，取其谐音"良糖浸好酒"来记就容易得多了，把那些枯燥、难以记住的事情编成顺口溜或歌曲，也是很有效的巧记方法。

总之，提高记忆的方法有很多，老年人可以根据自己的情况，依据记忆的规律，在生活实践中不断探索和总结。

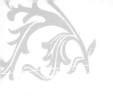

健忘还是失智症

　　人到老年，记忆力减退在所难免。人老了，身体的各个系统器官机能逐渐减退，包括神经系统在内。记忆力减退是机体老化的表现，是常见的机体障碍之一。现在有一些老年人对记忆力减退似乎表现得过于"神经紧张"，甚至于一旦出现好忘事、健忘的情况，就会担心是不是失智了。

　　前不久，朋友老贺来访，他一进门就说："我得了老年'失智症'"。笔者问："去医院检查过了吗？""没有。""那你怎么知道自己失智了呢？""我记性不好，最近老是好忘事。"笔者告诉他："好忘事，未必就是失智症，也可能是健忘。"他疑惑地说："健忘和失智不是一回事吗？"

健忘非失智

　　健忘和失智还真不是一回事。健忘是老年人脑功能衰弱的表现，是大脑的思考、检索能力暂时出现了障碍，即不能自如地从记忆库中提取已有的信息，但一经提示，就能回忆起来。心理学称之为良性记忆力减退，属于生理性记忆力减退，是正常现象，不会给生活带来太大的影响。而老年性失智是指老年期发生的慢性进行性的智力缺损，是一种器质性的精神衰退。失智症表现出来的记忆力减退是持续的，即大脑记忆库中的信息不断丢失。任凭旁人怎么提醒，他都完全记不起，这种健忘属于恶性记忆力减退。

案例：邵老伯，78岁，性格外向，做事马虎。记性不好，好忘事，有时外出，忘记关家里的门；做饭时，米洗了，水添了，却忘了按下开关；在公园里看人下棋，忘记看护自己的孙子；有时手里明明拿着眼镜，却到处在找。这种"背着孩子找孩子"的情况曾发生过好几次。家里人很有意见，老说他"脑子有问题"，老邵自己也很紧张，担心自己得了老年失智症。后来去医院检查，发现有脑动脉硬化、脑萎缩的症状。医生说，服点药，记忆力会慢慢有所改善。

案例：姚阿姨，80岁，温顺，善良，做事认真。两年前，还只是偶尔出现炒菜时重复放盐或没有放盐的情况，可最近一段时间，却是经常丢三落四，有时做好饭菜后，却忘了端上饭桌，常常找不到自己放的东西，有时在客厅里看电视，突然想起要到卧室取一样东西，可到了卧室，却想不起来取什么，有时刚吃过饭却说没有吃，好几次忘记了自己住所的门牌号，不知道如何回家。后来在家人陪同下去医院就诊，经确诊，姚阿姨已患上轻中度失智症。

案例中的两位老人同样都是记性不好，爱忘事，可医院的检查结论却完全两样。邵老伯是健忘，良性记忆力减退，而姚阿姨则是老年失智症。究其原因，我们仅从记忆力减退这方面来说，两位老人虽然都有记性不好、好忘事的情况，但他们在忘事的原因、忘事的严重程度以及对自己记性

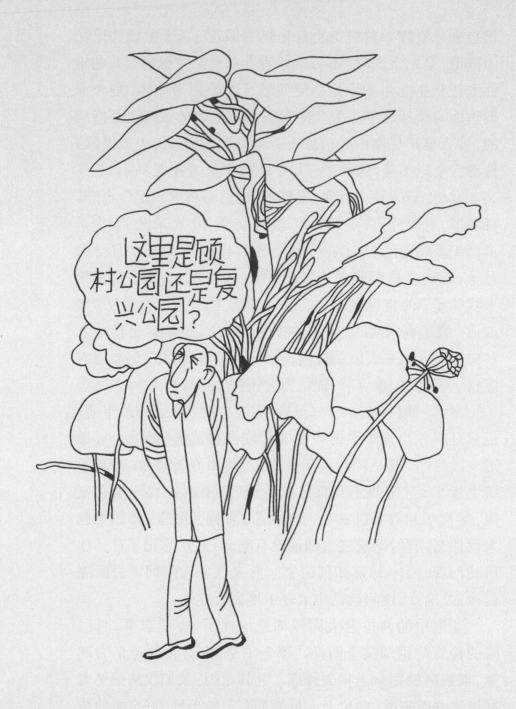

不好的感受方面,却有着很大的差别。

　　邵老伯生性就是一个生活随便、处事马虎的人,他的忘事,可能是自己的粗心、注意力不集中所导致的。而姚阿姨是一个平时做事细心认真的人,她经常忘事就有点不合常理了。另外,邵老伯的忘事程度并不是很严重,他忘记的那些事,生活中的不少老年人可能也都发生过。而姚阿姨忘事的程度却要严重得多,"刚吃过饭却说没有吃",在外面迷路,不知道如何回家,这就令人担心了。再说,邵老伯为自己的记性不好很紧张,担心自己会失智。一般来说,"失智症"的老人情感比较淡漠、麻木,他们对自己的记忆力衰退没什么担心,也意识不到什么。而姚阿姨就是在家人陪同下,才去医院就诊的。

识别健忘与失智

　　人老了,记性变差了。但同样是记性不好,有些是老年健忘,而有些则是早期的老年"失智症"。老年人要学会如何区别老年健忘和老年"失智症"。建议老年人可以通过以下一些问题,来识别判断自己是健忘还是"失智症"。

好忘事多久发生一次

　　如果是偶尔几次发生忘事,无须大惊小怪,但若经常忘事,且持续时间长(三个月以上),那就需要引起注意了。

遗忘的是什么事情

　　良性的健忘、遗忘的多半是次要的信息,而一些重要的

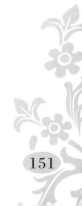

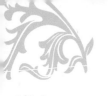
个人资料是绝对不会忘记的。而"失智症"表现的记忆力减退程度重得多，自己的生日、年龄、家庭住址，甚至自己的银行存款密码等重要资料也会从记忆中消失。

遗忘是短暂的还是持续的

良性的健忘者只是记忆的再现环节出了问题，即一时不能从记忆库中提取出来，但一经提醒就能回忆起，他们的忘事是短暂的。而对于"失智症"老人，你即使提醒他，他也可能记不起来，似乎这件事从来没发生过一样，他们的遗忘是持续的。

忘事的原因是什么

你是一个做事粗心、马虎，没头脑的人，还是一个做事细心、认真、记忆力好的人？如果是前者，那么记性不好也没有什么奇怪的。但如果是后者，现在开始记不清事情，这就比较让人担心了。

遗忘的是近期的事还是远期的事

一般来说，良性健忘主要表现为远记忆减退，他们有可能忘记前一天晚上吃了什么菜，但他不会忘记刚吃过饭，却又要吃饭了。而"失智症"老人不仅眼前的事想不起来，几年前的也都忘光。

健忘是否越来越严重

如果随着时间的推移，你忘记的东西越来越多而且记忆力减退的进程加速，那就需要考虑是不是患上了"失智症"。反之，若记忆力减退的进程特别缓慢，那就无须紧张了。

是否有智能方面的衰退

"失智症"是记忆、智力、能力、分析、综合等大脑功能的全面衰退，所以，如果仅仅是记忆力减退，而智能方面没有问题，那就不要担心会得"失智症"。这就是说，失智症老人必定有记忆力减退，但记忆力减退未必是得了"失智症"。

对好忘事所持的态度

正常的老年健忘对自己的记忆力减退特别苦恼、焦虑，他们会想方设法减轻记忆力的下降，比如拿个小本子，做个备忘录。而"失智症"老人不会意识到问题，对自己的记忆力衰退无动于衷，麻木不仁，情感变得冷漠。

识别、判断正常的老年健忘和老年"失智症"，对一般老年人来说，还是比较困难的，如果发现自己好忘事，最好还是到医院，由专业医生来进行诊断。

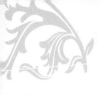

知老不知年

近些年来，老年人生活中出现了一个新词汇："无龄感"。何谓"无龄感"，作家三盅这样定义——"人抛开自己年龄的约束，跟随着自己的心意，让自己保持并拥有一份与年龄无关的青春式追求的生活方式。"

无　龄　感

有人说，人一旦忘记年龄，进入到这种"无龄感"状态，无论到什么时候，都能够在生活中始终保持活力，对事物充满好奇并勇于尝试。想学习，想继续进步，甚至会发现，人即使老了，年龄即使很大了，也没有传说中那么可怕。

然而，生活中也有一些老年人对自己的年龄很敏感，很在乎自己的年龄，常把年龄放在心上，挂在嘴上。平日总是计算年龄，不断地提醒自己：再过些日子，又老了一岁，有意识地把年龄与衰老等同起来，老是哀叹"人生苦短，来日无多"。衰老是自然规律,谁也不能违背,但是也没必要总记着,若你每天都念叨一遍,只会老得更快。有人说,老年人琢磨自己的年龄,这无异于计算到离开人世还剩多长时间,或者说得明白一点,就会想到死。

其实,年老并不等于衰老,大量事实证明,一个人的衰老不能仅限于用年龄衡量,人的衰老,并不被"日历年龄"所界定。随着科技的发展和物质条件的改善,人们的平均寿命也大幅度提高,退休生活在生命周期中所占的比重逐渐增大。"人生七十古来稀""七十三、八十四,阎王不请自己去"的老皇历已经被彻底淡化和遗忘了。现在年过七十是平常事,人活百岁已不是梦。

生活中,有的人刚过花甲之年就暮气沉沉、未老先衰,犹如垂暮老人。而有些人年逾古稀却依然精神矍铄,朝气蓬勃,活力犹存。所以说,年龄只不过是人生旅途中的一种标尺而已,或者说,只是生命的一种刻度,一个数字年龄,并没有什么大的意义。心理学认为,一个人衰老不能仅仅用出生年龄衡量,人的生理年龄、心理年龄远比岁月意义上的年龄重要。

宋代诗人陆游在《木兰花·立春日作》一词中曾这样写道:"春盘春酒年年好,试戴银旛判醉倒。今朝一岁大家添,不是人间偏我老。"过年了,大家都添了一岁,"年龄",不管你想不想它,也不管对谁,都一视同仁。

倘若你总是不忘年龄,时间一长就会形成不良的心理暗示。不良的心理暗示会启动自身各个系统,让你老得更快,给健康带来更坏的结果。老年人平日应尽量少想自己的年龄,这种心态会使你备感年轻,现代医学研究表明,"年轻化"的心态会促使免疫功能"年轻化",从而使人体各个

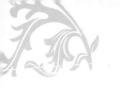

器官功能得到全方位的巩固和提高。

美国的一项研究发现，长寿老人往往自我感觉比实际年龄年轻许多。其中70岁甚至70岁以上的老年人认为自己看起来比实际年龄平均年轻10岁。所以，人到老年，要有一种"知老不知年"的境界，忘掉没有意义的年龄，这样做的好处是不至于变得消沉，不会滋生"只是近黄昏"的悲凉。忘老、忘记年龄，"不知老之将至"，则会延缓衰老。

相传，武则天崇尚佛教，在请120多岁的慧安禅师来官中讲课时，看到慧安禅师鹤发童颜，便问其多大年龄了。慧安禅师说："我不记得了。"武则天感到特别惊讶："这怎么可能呢？一个人怎能忘记自己的年龄呀！"慧安禅师说："人之身，有生有死，如同沿着一个圆周循环，没有起点也没有终点，记这个岁数有什么用呢？何况此心如水流注，中间并无间隙，看到水泡生生灭灭，不过是幻象罢了，人哪，从最初有意识到死亡，一直都是这样，有什么岁月可记呢？"慧安禅师的这番言论，令武则天连连称道。

一位在尼泊尔工作过的人说了这样一个有趣的故事：当地人有一个奇特的风俗，人在77岁7个月又7天的时候，要把年龄来一个清零，然后从头开始。这一天，一家人要聚在一起，并邀请亲朋好友，庆祝一个新生儿的诞生。从此，那个77岁又7个月7天的老人不复存在，代之而起的是一个新生的婴儿。

我国民间也有个风俗，当老人家寿过百岁后，年龄就再从一岁开始计算，如果是108岁，那就是8岁。

人老心不老

　　人的年华如流水，过去的已经过去，没有必要追悔。《论语》中有言，"子在川上曰，逝者如斯夫"，是说时间似流水，一去不复返，生命同流水一样，只流逝不回归。这就是说，随着岁月的流逝，年龄的增长是不可抗拒的自然规律，既然如此，又何必把年龄放在心上？

　　英国哲学家罗素写过一篇《论老之将至》的文章，讲他的外祖母已是八十多岁的高龄，精力仍然旺盛，思维仍然活跃，原因就在于"她根本就没有功夫留意她在老"。罗素说："这就是保持年轻的最佳方法。"

　　忘记年龄，"人老心不老"，身体的年迈并不意味着心理的衰老，老年人的心理应随着年龄的增长更加成熟，但同时保有年轻的心态。专家推荐60岁以后做心理年龄减法，最佳状态是70岁年纪，50岁心态，30岁思维。老年人的心理年龄应比实际年龄小10岁。我国水稻杂交专家袁隆平院士虽年事已高，心态极佳。他说："我是80多岁的年龄，50岁上下的体质，20多岁的心态。"

　　人不怕年纪变老，就怕意志变衰。身体可以老去，但心态不能变老，所以说，"知年不知老"关键在心态。清代才子袁枚享年82岁，是古代文人中的寿星，袁枚虽然高寿，却始终保持积极乐观的心态，他的《喜老》诗曰："嫫母不知丑，西施不知好。吾亦将与同，八十不知老。"嫫母是历史上有名的丑女，西施是历史上有名的美女，但嫫母不认为自己丑，西施也没有觉得自己特别漂亮，袁枚说自己就像她们一样，到了80岁，也不觉得自己老了。

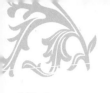

阳光
心态

　　有人曾撰文这样写道：年到60，那可谓"老年自知夕阳晚，不用扬鞭自奋蹄"；年到70，那可谓"落日心犹壮，秋风病欲苏"；年到80，那可谓"莫道桑榆晚，为霞尚满天"；年到90，那可谓"百岁以前休叹老，七情之内本无愁"；年到百岁，那可谓"但得夕阳无限好，何须惆怅近黄昏"。

　　"时光飞驰白发飘，满目秋色夕阳照。忘掉年龄青春在，心态年轻乐逍遥。""生命不在于有多少岁月，而在于岁月里有多少生命。"忘记年龄，莫怕老，莫叹气。年老心不老，不让年龄成为自己变老的理由，不管你岁数有多大，只要你有良好的精神状态，只要我们心里不觉得老，生活中始终保持活力，拥有这样精神的你就会越活越年轻。

服老不畏老

关于衰老,莫里教授说:"所有年轻人都应该懂得这个哲理。如果你一直不愿意变老,那你就永远不会幸福,因为你终究是要变老的。"所以对待衰老,我们应该持科学态度,首先要承认老,服老。人类同所有生物一样,都有生长、发育、成熟、衰老的过程,在这个过程中,人的生理和心理都不断发生变化。有人将这个变化比喻成一条抛物线,人的初期,他的生理机能、心理活动所发生的变化是向上的。到了中期,生理和心理都趋于成熟,也就是说到了顶点。往后必然是向下的,生理功能和心理活动呈现递减式,生命的健康储量将会逐步流失和退化。人们很难定义衰老确实发生在哪个时刻,但是人们感觉它时刻都在进行。

衰老的现象

生理学对人的生长、发育过程作了更具体的表述:人的健康状况在25岁时达到顶峰,25岁之后开始走向衰老,

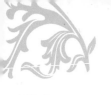
但衰老的进程比较缓慢，过了45岁，衰老的速度开始加快，50岁左右时很多人感觉自己明显见老，60岁之后，衰老的速度再次加快。在此之后，身心开始全面加速老化。在生理上，机能状态逐渐衰老：集体组成的成分中，代谢不活跃部分的比重增加，细胞内的水分随年龄增长呈减少趋势，细胞数量减少，出现脏器萎缩，器官功能开始减退，尤其是消化吸收、代谢、排泄及循环功能都会明显下降，出现牙齿松动、头发变白，开始面容憔悴、皮肤多皱、弯腰驼背和腿脚不灵活等现象。在心理上，出现记忆力减退，反应迟钝、脑子糊涂、趣味减少、情感淡薄等现象。

所有的生命都像陀螺，不停地旋转，终会从风华茂盛走到衰老不堪。哲人说得好："世界上没有任何东西可以永恒，如果它流动，就会流走，如果它静止，就会干涸，如果它生长，就会慢慢凋零。"老去，是一个彻头彻尾无法忽视的事实，是一个不可抗拒的客观规律，人老了，就像熟透了的果子，人的一生就如同花开花落，日出日落不可避免，就如同春夏秋冬四季更迭。

《周易·丰》中说："日中则昃，月盈则食，天地盈虚，与时消息，而况于人乎！"意思是，太阳到了正中就要倾斜，月亮达到圆满就要亏缺，天和地的满和缺尚且随着时间而消长，更何况人呢？

印度著名诗人泰戈尔曾说过："没有一个人长生不老，也没有一件东西永恒存在。我们的一生不是一个古老的负担，我们的道路不是一条漫长的旅程。"那种希望自己能像孙悟空那样、吃过王母娘娘的蟠桃、太上老君的仙丹、镇元大仙的人参果就可以长生不老，那只是一个幻想，是白日做梦。

敢于"服老"

一项研究表明：不论人们费多大力气干预，从数学模型来看，像人类这样的多细胞生物，中止衰老进程是不可能的。该研究报告作者乔安娜·马赛尔在声明中说：衰老是绝对不可避免的。

因此，老年人要懂得"老"是一种必然，新陈代谢为万物生长的自然法则。老去是人生的必经之路，谁也无法回避，无论是贫是富，是伟人还是草根，它都一视同仁。宋代大诗人陆游在《木兰花·立春日作》中写道："今朝一岁大家添，不是人间偏我老。"

面对暮年，要敢于承认"老之将至"，敢于"服老"，这是正视现实，尊重生命自然规律的人生态度。然而，生活中不服老的例子不可胜数。例如，有的老人年岁已高，腿脚已不太利索，却非要独自去旅行；有的已近耄耋的老人，脑子已经不太灵光，非要去炒有风险的股票；还有的老人，身患几种慢性病，却非要费力重新装修本还算舒服的房子……这些做法不理性，有风险，有害身体健康。

老年人在心理上可以不服老，但随着年龄的增长，生理上一定要服老，人老了，生活中的一切都应该做减法了，不要做那些与自己年龄不想符合的事情，不要去多想那些无法实现的欲望。

上了年纪的人就得服老，就需要接纳衰老，并对晚年生活有预先的把控，学会与衰老共处。更重要的是面对自己日渐衰老，我们是否准备好了？《天黑得很慢》的作者介绍了自己为衰老做了三项准备：一是精神的准备，知道自己

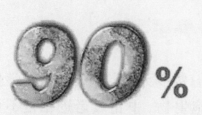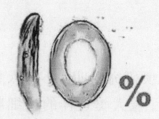

胶原蛋白流失 | 肌肤水分的流失

表皮真皮：造成细纹、松弛皮下筋膜层（SAMAS）：肌肉、脂肪下垂。 | 角质细胞老化、肌肤干燥、粗糙、小细纹。

▲ 衰老

即将面对的是什么；二是金钱的准备，为医疗健康作保障；三是物质的准备，"我买了拐杖，还在新装修房子的卫生间里装了防跌倒的扶手"。这样的装备对于即将步入老年或已经是老年人，都有实际意义。

我们承认老、服老，但不能思老、叹老、畏老。其实，老是一种感觉，倘若你总是思老、叹老，老的影子就会在眼前挥之不去。衰老这件事儿，你越怕，老的起步就越早，跑得就越快。然而，生活中，有的人老了，心中戚戚然地"对镜悲白发"。有人上了年纪，就认为如同天之黄昏，秋之枫叶，离天远了，离地近了，经常发出"人生苦短，来日无多""夕阳无限好，只是近黄昏"的感慨，长吁短叹。

美国耶鲁大学发表的一项研究结果显示，与那些不担心自己衰老的人相比，惧怕衰老的人反而老得更快。研究发现，能乐观对待衰老这一自然现象的人比那些"悲观主义者"平均要多活7～8岁。

人们对衰老的畏惧和担忧随着年龄增长与日俱增，这一点在中国人身上表现得更为明显，一项由英国保险机构组织对全球12 562万人进行的调查显示，与其他国家相比，中国人最怕老，在45～50岁的人群中，有一半以上的人认为自己已经老了，28%的中国受访者承认会因此感到沮丧，并联想到孤独、疾病等消极字眼。

人到暮年真有这么残酷吗？ 2010年全国人口普查结果显示，83%的老年人认为自己是健康的或比较健康的，14%的老年人认为自己是不健康的但生活还可以自理，仅有3%的老年人表示自己生活不能自理。这个结果表明，"变老并不完全意味着'病'与'残'"，"变老并不是悲惨，那就像是夏季天黑得很慢"。

有人说，人老的过程，其实就是一棵幼苗长成大树，一滴清泉汇成大海，一撮尘土聚成高山，一朵菡萏开成芙蕖，一粒沙粒磨成珍珠。这个过程是何等美妙啊。

生命由强壮走向衰弱，是生命规律，不必畏惧，就像我们睡觉，然后醒来一样平常。我们应以一颗平常心坦然面对衰老。老了，要有质量的老，有品位的老，让每一天都活得欢欢乐乐，有滋有味。"莫道桑榆晚，为霞尚满天""但得夕阳无限好，何须惆怅近黄昏"。这应该是我们的"老境观"，老年人应该有这样积极进取的"老境观"。

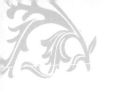
■ 活在当下

死亡教育的意义，不仅是让我们懂得生与死的概念，更重要的是通过生与死的自然规律和生理现象，学会如何比较合理、理性正确地对待死亡，如何在我们有限的生命里，更加珍惜生命，善待生命。对于老年人来说有两点特别重要，一是要认识到死亡是自然现象，是不可避免的，不可抗拒的；二是要活在当下，重视"养生"，重视健康。

尊重自然规律

死亡是自然规律，不可避免，不可抗拒。人从出生下来的一刹那开始，死亡的历程也开始了。有生必有死，生者是匆匆的过客，死者是不归之人。"水流千里归大海，人活百岁归自然。"死亡是每个人人生历程中最相同、最确定的一个事实。法国作家雨果说，死亡是伟大的平等，无论贵贱还是智愚，人终身却被死亡的阴影笼罩着，谁也不可逆转。

秦始皇是一个怕死的人，幻想着长生不老。他信奉法

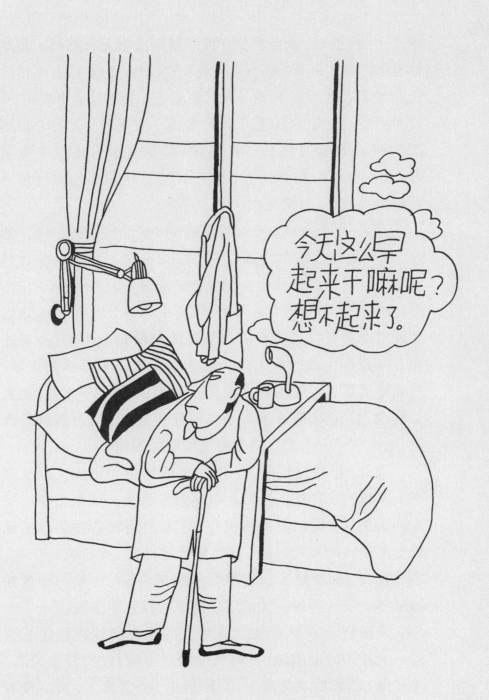

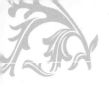
术方士，炼仙丹，派童男童女漂洋过海去求灵丹妙药。虽然他有着"君让臣死，臣不得不死"的权势，有着挥霍不尽的民脂民膏，但仍免不了一死。赵壹在《秦客诗》中说："河清不可俟，人命不可延。"黄河水清不可等待，人的寿命不能按照人的意愿延长。曹操在《龟虽寿》里说："神龟虽寿，犹有竟时。腾蛇乘雾，终为土灰。"所以我们永远都不可能消灭死亡、对抗死亡。

有人统计，地球上每年有逾5 000万人死亡。尽管如此，世界人口发展到今天，还是有60个亿。据国家统计局发布的国民经济和社会发展统计公报显示，2011年至2015年，我国平均每年有970万人死亡，平均每分钟有18人永远离开这个世界。倘若自有人类那天起就长生不死，今天还会有地球和人类吗？人类应该为有死这件事而感到庆幸，是死解放了生。诚如伟人毛泽东所说："如果不死人，孔夫子到现在，地球就装不下了。新陈代谢嘛，沉舟侧畔千帆过，病树前头万木春。这是事物发展的规律。"

今天，科技发展飞速，医学也取得重大进步。但从根本上来说，医学并非总具备起死回生之力。如果生命已经走到了尽头，我们硬是对抗死亡，非要通过各种手段去延长不可逆转的死亡过程，选择痛苦的插管、无价值的抢救，多活几天，却忽略了患者承受的痛苦，实在不是一种理性的选择。庄子曾言："相濡以沫，不如相忘于江湖。"

英国哲学家罗素说："一个人的生命历程应该像一条河——开始时涓涓细流，在狭窄的堤岸间行进，冲击岩石，跳过瀑布，其后水量变大，堤岸后退，流速湍急；最后没有明显的停顿，汇入大海，毫无痛苦的失去自我之躯。"人到晚年，看到自己的生命历程就像一条河一样，他就不会惧怕死亡，因为他所挂虑的事情将会延续。而且，如果精力衰竭，疲惫不堪，永久的休息也是令人神往的。当然，生活之中，我们也能看到或听到一些坦然面对死亡的长者。在他们看来，无论是自身还是最爱的人，在生命的尽头自然而然的来临时，就应该顺其自然。欣然接受。而衰老的死亡是老天的恩赐，是"寿终"，也是人生完整的最后一页。

科学家鲁白的祖母93岁高龄时，将儿孙孝敬自己的钱悉数捐给一个佛堂，告诉子女自己已经到了离开这个世界的年龄，特意嘱咐不要带自己去看医生，两周之后，就在自己的床上，驾鹤西去。每个人最终都逃不过生命枯竭的那一刻。当人类走到了人生的终点，能够没有痛苦，悠忽而去，不是更好吗？

知名作家琼瑶曾在不同的场合，毫不避讳地谈论着她对生命的看法，对死亡的认知，对善终的所思。在她看来，死亡应该是"自然地来，自然地走，不能加工后才离去"。最近，她公开了写给儿子和儿媳的一封信，信中分条列出了对儿子的叮嘱。以后无论她得了什么重病都不要动大手术，不要把她送进"加护病房"，不论什么情况，绝对不插"鼻胃管"、不插尿管、呼吸管和各种不知道名字的管子。急救措施，气切、电击、叶克膜……全部不要。她要没有痛苦地死去。琼瑶对日后的安排是何等的从容，何等的淡然，又是何等的开明。其豁达的生死观受到很多人的称赞。

坦然面对死亡

社会的进步，人的修养提高，"尊严死""安乐死"越来

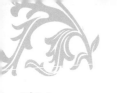
越被很多人接受。"要死得漂亮点儿，不要死得难堪"。不希望去ICU，赤条条的，插满管子，像台机器一样，每天吞了几千元，最后"工业化地死去"。甚至有些老年人发起成立了"临终不插管俱乐部"。面对绝症，能用一颗平善之心接受"安宁治疗"走好最后一程，也是一种选择。

不久前，媒体有这样一则报道：某大医院有一位大夫，他是一个医学博士，也是重症医学专家，主管ICU。他父亲得了肺癌晚期，他知道父亲的病，治疗上没办法，就把父亲送回家晒太阳、种南瓜、养鸡、钓鱼。让父亲快乐地度过余下的日子。半年后，父亲溘然而逝，很安详。专家评说，难道留在ICU就是好日子吗？先不说ICU昂贵的费用，浑身插满管子，连自己呼吸都不能，只能延长痛苦，然而，今天中国人死在ICU里面的意愿是世界最强的，为什么？迷信技术与金钱，觉得那是"享受"。死在家里多好，环境都是你熟悉的，亲人的亲情是最温暖的。

活在当下，坦然面对死亡需要重视养生，重视健康。当今人的寿命越来越长，七八十不稀奇，九十也多来分。但我们不能光看生命的长度，更要看生命的质量。不仅要看"活多长"，更要看"活多好"。

联合国开发署2010年公布的数据显示，中国人"无疾缠身"的健康寿命仅为66年，比发达国家少了10年左右。另一项来自北京市疾病预防控制中心的数据也显示，2012年北京市户籍居民18岁期望寿命为64.31剩余年，而健康期望寿命仅为40.17剩余年。这就意味着，这一人群在64.31年的剩余生命里有超过1/3的时间，要在疾病或残疾状态下度过。

生活中，不少老年人有较严重的脑血管病，呼吸系统病,糖尿病,肾病等慢性疾病,国家卫计委的调查慢性病已经成为影响老年人身心健康的主要问题,目前我国有近1.5亿的老年人患有慢性病,1/3以上的老年人患有不同的心理疾病。与病情持续抗争,生命质量必然很低。

2013年,世界卫生组织发表报告:健康的生活方式可以减少80%的心脑血管病和糖尿病,50%的癌症,并使健康寿命平均延长10年。健康教育专家洪绍光说,20岁养成好习惯,40岁指标都正常,60岁以前没有病,80岁以前不衰老,轻轻松松100岁,快快乐乐一辈子。自己少受罪,儿女少受累。节约医药费,造福全社会,不用去排队,何乐而不为?

在生活方式中,心理平衡尤为重要。"健康的金钥匙是心理平衡。"老年人要有积极乐观的生活态度和活在当下的心态。死亡的存在,可让我们意识到生命的有限性,这就使我们更加珍惜生命中的每一分每一秒。今天一去便不再回头。所以老年人应该去抓住每一个今天,积极地投身每一个今天的活动。只有将今天的生活过得健康而愉快,才能有明天的幸福。一位94岁的老教师对记者说,他已经准备好了,随时都可以"走",没有任何遗憾,现在只求活一天就要活得有质量,即使明天走,今天也要活得愉快。

老年人切不可为将来太过担忧,不要对衰老、疾病、死亡过度焦虑、恐慌。整日忧心忡忡、闷闷不乐,不仅损害眼前的生活,还徒增许多烦恼和痛苦,那真是辜负了这来之不易的一生。好好地活着,才是对生命的负责。

第六篇

心灵花园

温情·坚守

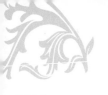
测测你的心理健康指数

按下面问题逐题和自己的实际情况对照，并在符合自己心理情况的题目后填上"是"或"否"。

1. 做事时常无法集中注意力。　　　　　　　（　　　）
2. 健忘。　　　　　　　　　　　　　　　　（　　　）
3. 经常与他人发生争执。　　　　　　　　　（　　　）
4. 别人对自己稍有冒犯就火冒三丈。　　　　（　　　）
5. 常为一点小事就莫名其妙激动。　　　　　（　　　）
6. 有时心情特别高兴，有时又非常沮丧。　　（　　　）
7. 常为做错了一件事闷闷不乐。　　　　　　（　　　）
8. 难以控制感情。　　　　　　　　　　　　（　　　）
9. 一有不称心的事就郁郁寡欢，沉默少言。　（　　　）
10. 总是快乐不起来。　　　　　　　　　　　（　　　）
11. 想得到某样东西，一时不能满足就会感到心
　　中难受。　　　　　　　　　　　　　　　（　　　）
12. 总是这也看不顺眼，那也看不惯，爱发牢骚。（　　　）
13. 不听别人劝告，一味干某些事。　　　　　（　　　）
14. 总觉得对别人做事不放心。　　　　　　　（　　　）

15. 身体一有哪里不舒服,就会坐立不安,唯恐
　　身患重病。　　　　　　　　　　　　　（　　　）

16. 对所受委屈一直耿耿于怀。　　　　　　　（　　　）

17. 不与周围人际交往,喜欢独来独往。　　　（　　　）

18. 与观点不一致,想法不一样的人无法相处。（　　　）

19. 爱挑剔别人的不是。　　　　　　　　　　（　　　）

20. 喜欢计较小事。　　　　　　　　　　　　（　　　）

21. 容易妒忌别人。　　　　　　　　　　　　（　　　）

22. 不看重别人,只看重自己,凡事以我为中心。（　　　）

23. 高估自己能力,常做超出能力的事。　　　（　　　）

24. 很在意别人对自己的看法。　　　　　　　（　　　）

25. 容易烦恼或觉得惊恐。　　　　　　　　　（　　　）

26. 总爱开龙头洗手,一天要洗数十次甚至更多。（　　　）

27. 缺乏自信心。　　　　　　　　　　　　　（　　　）

28. 对生活中的挫折感到心烦。　　　　　　　（　　　）

29. 依赖性强,独立不足,凡事缺乏主见和判断力。（　　　）

30. 对死亡恐惧。　　　　　　　　　　　　　（　　　）

【计算方法】

"是"记1分,"否"记0分,各题得分相加,统计总分。

【解析】

4分以下,说明你心理健康、心态乐观、情绪稳定、人际关系和谐,能正确认识自己,接纳自己。生活愉快,生活质量也高。

5～17分,说明你可能有轻度的心理障碍,需要进行自我心理调整。

18分以上,说明你有较严重的心理障碍,应考虑到专业的心理咨询机构进行心理咨询。

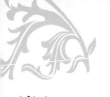

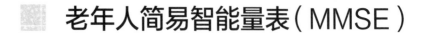

老年人简易智能量表（MMSE）

1. 今年的年份是什么？

2. 现在是什么季节？

3. 今天几号？

4. 今天星期几？

5. 现在是几月份？

6. 你现在在哪个国家？

7. 你居住在哪一个省（市）？

8. 家族的具体地址在哪？

9. 你居住在哪层楼？

10. 这里是什么地方？

11. 复述：手表。

12. 复述：钢笔。

13. 复述：眼镜。

14. 100-7是多少？

15. 93-7是多少？

16. 86-7是多少？

17. 79-7是多少？

18. 72−7是多少？

19～21. 让老年人回忆刚才复述过的三个物品。

22. 给老年人看帽子，说出物品名称。

23. 给老年人看毛巾，说出物品名称。

24. 复述：如果、而且、但是。

25. 在卡片上写上"闭上眼睛"，让老年人读出来。

26. 让老年人用右手拿纸。

27. 让老年人将纸对折。

28. 让老年人将纸放于左腿。

29. 让老年人写一句完整的句子。

30. 按样画图，见下图。

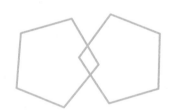

【计算方法】

每题1分，满分30分。

问题11～13，老年人要连续说出三种东西；

问题26～28，需要连续做出3个动作指令，对于偏瘫患者，指令可以是健侧手；

问题29，句子的主谓宾语齐全才能得分；

问题30，老年人所画出的图形有正确的空间关系，即两个五边形交叉，中间形成一个四边形才能得分。

初中以上文化水平的老年人≥27分为正常，高龄老年人≥25分为正常。

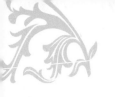

▦ 测测你的乐观指数

请在符合自己情况的选项上打"√"。

1. 我是"笑口常开""笑脸常驻"的人。 （　　）

2. 对待任何事情,我都能向好的一面看。 （　　）

3. 我不自责、不自卑、不自怜,有时还会以积极
   的态度赞美自己。 （　　）

4. 对待繁碎琐事,我不较真,常常"难得糊涂"。（　　）

5. 当自己不悦时,我会将全部精力投入到自己
   喜欢的事情上。 （　　）

6. 即使被别人误会,我也不会总放在心上,过后
   就忘了。 （　　）

7. 和老伴赌气、拌嘴,常常是自己主动和好,即使
   有时是老伴的错。 （　　）

8. 生活中,即使遇到烦心事、倒霉事,愁云也不
   会上颜面,更不会长时间纠结,没几分钟就又
   开始说说笑笑。 （　　）

9. 做事不怕失败,即使失败,也不会心灰意冷。（　　）

10. 不小心弄坏或弄丢心爱的物品,即使惋惜,

也不会长时间懊恼,我会告诉自己:"没关系,
毕竟是身外之物,下次小心就是了。"（　　　）

11. 不太愿意回忆往事,即使想,也选好不选坏。（　　　）

12. 即使有时做错了事也不会过多责怪自己,
很少自怨自哀。（　　　）

13. 我的退休金不多,觉得够用就行了。（　　　）

14. 对目前的生活状态比较满意,觉得自己是
一个幸福的人。（　　　）

15. 我珍惜今天拥有的,对还未得到的不多想。（　　　）

16. 生活中,我不会过分苛求,也没太多的奢望。（　　　）

17. 我有不少老友,而且很受他们欢迎。（　　　）

18. 爱听欢快旋律的歌曲,爱看喜剧性的节目。（　　　）

19. 社区的活动,只要是适合自己的,我都会
积极参与。（　　　）

20. 我不太在乎长寿短寿,该活多久就活多久,
顺其自然就好。（　　　）

21. 我不会在养生上面多花心思,没有忌口,一
切适度就好。（　　　）

22. 对自己身体不过分关注,不会一天到晚瞎琢
磨身上的毛病。（　　　）

23. 对于别人对我的评论,我不会多去猜想,更
不会去计较。（　　　）

24. 我的日子过得很随意,怎么开心就怎么过,
不管别人怎么看。（　　　）

【评析与判定】

题目做完了,算算得分,符合自己情况的得1分。

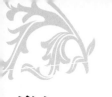

阳光
心态

　　总分在0～7分：你有将任何事情都往坏处想的倾向，遇到不好的事情，你便会产生消极悲观的情绪。人生历程中，总是存在着迂回曲折，人生有顺境，也必然有逆境，所以，即使遇到了不顺心的事，你也要往好的一面看，对未来充满希望，让自己乐观起来。

　　总分在8～18分：你虽然能认识到悲观情绪的危害，也很努力地改变它，但在倒霉事接踵而至时，往往失去信心。在超越自己的过程中，你需要更顽强的毅力，战胜挫折，时刻保持愉悦的心境。

　　总分在19～24分：恭喜你，你是个开朗、乐观向上的人。

老年人抑郁量表（GDS）

1. 你对你的生活基本满意吗？（答否得1分）

2. 你失去了很多活动和兴趣吗？（答是得1分）

3. 你觉得生活空虚吗？（答是得1分）

4. 你经常觉得无聊吗？（答是得1分）

5. 大部分时间你的精力都充沛吗？（答否得1分）

6. 你害怕一些不好的事发生在你身上吗？（答是得1分）

7. 大部分时间你觉得快乐吗？（答否得1分）

8. 你经常觉得无助吗？（答是得1分）

9. 你是否希望待在家里而不愿去做些新鲜的事？（答是得1分）

10. 你觉得自己有比较突出的记忆力问题吗？（答是得1分）

11. 你认为目前活得精彩吗？（答否得1分）

12. 你认为你目前的生活方式毫无价值吗？（答是得1分）

13. 你精力充沛吗？（答否得1分）

14. 你是否认为你的处境毫无希望？（答是得1分）

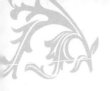

15. 你认为大多数人比你强得多吗？（答是得1分）

【计算方法】

总分15分，＜5分为正常。

Zung氏抑郁自评量表（SDS）

请仔细阅读每一条，然后根据最近一周的实际感觉选"√"表示，不要漏评，也不要一个项目重复评定。本量表适合一般人群。

Zung氏抑郁自评量表（SDS）

	偶有	有时	经常	持续
我觉得闷闷不乐，情绪低沉	1	2	3	4
我觉得一天之中早晨最好	4	3	2	1
我会忍不住哭出来或想哭	1	2	3	4
我晚上睡眠不好	1	2	3	4
我吃得跟平常一样多	4	3	2	1
我与异性密切接触时和以往一样感到愉快	4	3	2	1
我发觉我的体重在下降	1	2	3	4
我有便秘的苦恼	1	2	3	4
我心跳比平时快	1	2	3	4
我无缘无故地感到疲乏	1	2	3	4

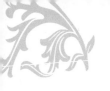

续　表

	偶有	有时	经常	持续
我的头脑跟平常一样清楚	4	3	2	1
我觉得经常做的事情并没有困难	4	3	2	1
我觉得不安而平静不下来	1	2	3	4
我对将来抱有希望	4	3	2	1
我比平常容易生气激动	1	2	3	4
我觉得做出决定是容易的	4	3	2	1
我觉得自己是个有用的人，有人需要我	4	3	2	1
我的生活过得很有意思	4	3	2	1
我认为如果我死了别人会生活得更好些	1	2	3	4
平常感兴趣的事我仍然感兴趣	4	3	2	1

【计算方法】

填好表后，按照表中分值计算出总分。将总分乘以1.25倍，取其整数部分，就得到标准总分。

标准分在50分以下为正常。50～59分提示轻度抑郁；60～69分提示中度抑郁；70分以上提示重度抑郁。

老年人焦虑自我测查表

请在□中写上"是"或"否"：

1. 睡前担心自己睡不着，害怕第二天会早醒。 □

2. 把任何一点小事的后果都想象得很严重。 □

3. 睡觉时，突然因为某个问题而越想越睡不着。 □

4. 有了差错或遇到挫折，感到十分不安和心烦。 □

5. 被一些小毛病困扰，并因此感到紧张和忧愁。 □

6. 在医生量血压或打针时感到紧张、心慌。 □

7. 你会在意或纠结周围环境的微小变化。 □

8. 在社交场合面红耳赤。 □

9. 担心家里的钱财不安全。 □

10. 会为马路上汽车撞倒行人而吓到走神。 □

11. 有时感觉头晕、心慌，莫名烦躁。 □

12. 常着急、忧愁自己的财务不佳。 □

13. 被否定和不被接纳时会特别沮丧痛苦。 □

14. 总会放心不下子女的生活、工作。 □

15. 睡前多次检查煤气有没有关好。 □

16. 很在意别人如何对待你。 □

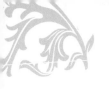

17. 外出旅游,害怕独自一人住酒店。 □

18. 常为自己头发变白、脸上皱纹而苦恼、忧虑。 □

19. 整日为生活琐事操心。 □

20. 被突如其来的电话铃声吓一跳,担心不好的
消息传来。 □

21. 经常想一些未发生的事。 □

22. 老伴外出未能按时回家时,会胡思乱想,担心
发生意外。 □

23. 在紧张的工作后,难以让自己放松下来。 □

24. 独自走在下着小雨的冬夜,会感到害怕。 □

25. 担心过去不愉快的事会重演。 □

26. 出游前一直想着出游时的天气变化,担心飞机
延误。 □

27. 老同学到家中聚会,总想着招待的事,几天睡
不好觉。 □

28. 常感到比其他人更烦恼。 □

29. 对不确定的事情会裹足不前。 □

30. 如果患有某种疾病,听说某人也因此病突然
离世,会联想自己,陷入极度紧张和恐慌。 □

【计算得分】

"是"计1分,"否"计0分。

(1)≤3分,你的情绪稳定,心境平和。

(2)4～7分,你一般情况下可以控制自己的情绪,可
是当遇到在你看来十分重要的事情时,便把握不住自己,开
始胡思乱想、无端揣测,于是,紧张、担心、恐惧、不安等焦虑
情绪就冒了出来。遇事应冷静,多向自己发问:"这事真有

那么重要吗？它和我有关系吗？事情还没结果，这样担心有必要吗？"理性思考，准确判断，就能杜绝许多不必要的焦虑情绪。

（3）≥8分，表明你已经焦虑了。

（4）≥10分，你的焦虑症状比较严重，分数越高，焦虑程度越严重。生活中，可能你是个胆怯、容易忧愁的人，对很多事放心不下，哪怕是生活上的小事也会浮想联翩，唯恐有不幸之事。其实，人生在世总会有各种事情，我们要拿得起放得下，学会放下是一种生活智慧。人到老年，活得开朗一点、豁达一点、洒脱一点，这样就不会被焦虑所困扰。

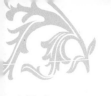

焦虑自评量表（SAS）

请您仔细阅读以下内容，根据您最近一周的实际感觉，在相应的数字上划"√"，每题限选一个答案。本量表适合一般人群。岁数大计算有困难的老年人，建议做"老年人焦虑自测题"。

焦虑自评量表（SAS）

自我感觉	没有或很少时间	小部分时间	相当多的时间	很大部分或全部时间
我觉得比平常容易紧张或着急	1	2	3	4
我无缘无故地感到害怕	1	2	3	4
我容易心里烦乱或觉得惊恐	1	2	3	4
我觉得我可能要发疯	1	2	3	4
我觉得一切都很好，也不会发生什么不幸	4	3	2	1

续　表

自我感觉	没有或很少时间	小部分时间	相当多的时间	很大部分或全部时间
我手脚发抖打战	1	2	3	4
我因为头痛、颈痛和背痛而苦恼	1	2	3	4
我感觉容易衰弱和疲乏	1	2	3	4
我觉得心平气和，并且容易安静坐着	4	3	2	1
我觉得心跳得很快	1	2	3	4
我因为一阵阵头晕而苦恼	1	2	3	4
我觉得有要晕倒似的感觉	1	2	3	4
我呼气吸气都感到很容易	4	3	2	1
我手脚麻木且有刺痛感	1	2	3	4
我因为胃痛和消化不良而苦恼	1	2	3	4
我常常要小便	1	2	3	4
我的手脚常常是干燥温暖的	4	3	2	1
我脸红发热	1	2	3	4
我容易入睡并一夜睡得很好	4	3	2	1
我会做噩梦	1	2	3	4

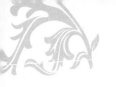

阳光
心态

将20个项目的各项得分相加,即得到总分,用总分乘以1.25以后取整数部分为标准分,按中国常模结果,SAS标准分的分界值为50分。低于50分者为正常,没有焦虑;50～59分者为轻度焦虑;60～69分者为中度焦虑;70分以上者为重度焦虑。中度以上焦虑者建议精神专科咨询就诊,排除焦虑症。

老年人偏执型人格障碍自我测查表

请仔细阅读下面题目,并根据自己的实际情况,在每一题后面的括号里填上"是"或"否"。

1. 喜欢原有的生活方式,不想再有变动。　　（　　）

2. 会一味地做某件事,不听别人劝告。　　（　　）

3. 听不进别人的意见只认同自己的看法。　　（　　）

4. 处理事情以自我为主。　　（　　）

5. 愿自己解决问题,不愿向他人求助。　　（　　）

6. 对很多事情常会做出否定的判断。　　（　　）

7. 生活中怨言多,指责多。　　（　　）

8. 思维刻板,不活跃。　　（　　）

9. 凡事都很较真,爱钻牛角尖。　　（　　）

10. 经常处于神经紧张状态。　　（　　）

11. 凡事都要争第一。　　（　　）

12. 在群体中,常常会有对立情绪。　　（　　）

13. 对别人的成绩,采取不屑一顾的态度。　　（　　）

14. 经常在某件事上与人斤斤计较。　　（　　）

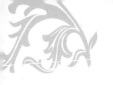

15. 看别人做事,心里总觉得不放心。 （　　）

16. 易激动,无法控制自己的情绪。 （　　）

17. 爱生气,发火过后往往感到后悔,但又不愿意承认。 （　　）

18. 在家里,常与子女发生"冲突"。 （　　）

19. 常常与周围人发生争执。 （　　）

20. 生活中常对别人求全责备。 （　　）

21. 与人交往时,常打断对方的话题。 （　　）

22. 说话生硬,一语道破,不给对方面子。 （　　）

23. 别人对自己经常敬而远之。 （　　）

24. 感到别人不了解你,不同情你。 （　　）

25. 平时常有孤单的感觉。 （　　）

26. 被别人批评时会不高兴,甚至怒气冲冲。 （　　）

27. 生活中常会疑东疑西。 （　　）

28. 别人说你过于敏感。 （　　）

29. 很少能交到知心朋友。 （　　）

30. 很在意别人对自己的看法。 （　　）

【评析与判定】

自查结果"是"在4个以下,表明你的性格开朗,思维活跃,情感丰富,处事谦虚,是个受欢迎的老年人。

自查结果"是"在5～10个,表明你有偏执型人格障碍的倾向,生活中需要加强自我调节。

自查结果"是"在11个以上,表明你离偏执型人格障碍已经不远了,或者已经是偏执型人格障碍了,应引起重视,生活中注意调整自己的思想行为方式或找心理医生咨询。

老年人心理衰老自我测查表

请阅读下面各题,并按表逐项和自己的实际情况对照进行填写。

老年人心理衰老自我测查表

题号	测查题	是	中间	否
1	对快速移动的物体或对方讲话速度太快,感知发生困难	2	1	0
2	觉得自己的记忆力在减退,尤其是记不住近事	4	2	0
3	觉得自己的注意力容易分散,难以较长时间集中某一事物	2	1	0
4	学习新知识、新事物感到困难	4	2	0
5	总喜欢凭经验办事	2	1	0
6	想好做某件事后,即刻付诸行动	0	1	2
7	发表观点时,语速慢而重复	4	2	0
8	对不合理的事变得漠然	2	1	0
9	做事速度变慢,而且缺乏持久性	4	2	0

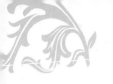
题号	测查题	是	中间	否
10	愿意参加各种活动	0	1	2
11	对自己的能力越来越怀疑	2	1	0
12	对任何事情都有探索精神	0	2	4
13	做任何事情都缺乏耐心和魄力	4	2	0
14	穿着马虎,不想打扮自己	2	1	0
15	有明确的生活目标	0	2	4
16	总想一些无意义的事	2	1	0
17	对原有的生活习惯不愿意再有变动	0	1	2
18	能很好地处理日常生活中遇到的问题	0	1	2
19	怀旧,对以往越来越留恋	2	1	0
20	不愿意与周围人交往,喜欢离群索居	4	2	0
21	对人淡漠,近乎麻木	2	1	0
22	尽管周围的人都很快乐,自己却很苦闷、孤独	2	1	0
23	会因不愉快的事缠身,一直忧郁,解脱不开	2	1	0
24	遇到生活上不遂心的事,就感到沮丧,没有希望	4	2	0
25	易累,很难缓解疲倦的感觉	2	1	0
26	常常莫名其妙地伤感,自感已经风烛残年	4	2	0
27	喜欢计较小事,越来越固执己见	4	2	0
28	经常感到害怕,或者胆怯	2	1	0
29	越来越关注自己的健康状况	0	1	2
30	常搜集和贮藏无趣无聊的东西,且自得其乐	2	1	0

【评析与判定】

将各题得分相加,得出总的积分。

积分在75分以上,说明心理老化程度严重,估计心理年龄在60岁以上。

积分在65～75分,说明有轻度的心理老化现象,估计心理年龄为50～59岁。

积分在50～65分,说明心理老化现象不明显,估计心理年龄为40～49岁。

积分在30～50分,说明心理老化已经开始,心理年龄较年轻。

积分在0～30分,说明没有心理老化现象,心理年龄显得很年轻。

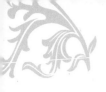

老年人生理年龄的测定

美国布拉顿博士从运动、饮食、体型、生活方式和身心状况等因素考虑，推荐一种计算生理年龄的方法。

低于出生年龄的生理年龄的计算方法

项　　目	小于出生年龄的级数（年）
血压低于130/75 mmHg（17.3/10 kpa）	2
血液中胆固醇低于180 mg（4.68 mmol/L）	1
体型匀称，不胖不瘦	1
没有慢性病史	2
没有哮喘等呼吸系统的疾病	1
安静时脉搏每分钟60次以下	1
视力良好	1

高于出生年龄的生理年龄计算方法

项　　目	大于出生年龄的级数（年）
血压超过140/90 mmHg（18.7/12 kpa）	2
过于肥胖	3
血液中胆固醇高于250 mg（6.5 mmol/L）	1
每天吸烟10支以上	2
每天饮烈性酒两杯以上	1.5
运动时体力消耗大,运动后很难恢复	1
贫血	1.5
机体免疫功能差	1
便秘	1
容易出现疲劳	1
安静时脉搏每分钟80次以上	1.5
老花眼,看不清眼前之物	1.5
记忆力衰退	1
性功能衰退	0.5

【评析与判定】

如果你的出生年龄是70岁,测定结果各项指标符合表6-4,那么,你的生理年龄为: $70-(2+1+1+1+2+1+1)=61$ 岁。说明你的生理年龄低于出生年龄,显得年轻。

如果测定结果符合表2,你的生理年龄则为: $70+(2+3+1+2+1.5+1+1.5+1+1+1+1.5+1.5+1+0.5)=89.5$ 岁。说明你的健康状况欠佳。实际上你已进入了耄耋之年的行列,需要调整自己的生活习惯,合理膳食,适量运动,戒烟限酒。

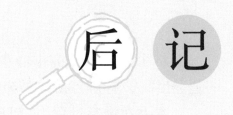

后 记

　　养生包括身体养生和心理养生，本书主要讨论心理养生。全书围绕老年心理健康、心理养生这个主题展开论述，而老年人如何养心则是本书重点探讨的问题，书中罗列了老年人常见的一些心理偏差，并根据老年人的心理特点，有针对性地提出了一些应对策略。笔者试图通过对这些问题的阐释，让老年人重视、理解和接受心理养生和心理健康，并能在生活中自觉维护自身的心理健康，做好心理养生，从而减少疾病，增进健康，延年益寿。

　　书中的心理测试（包括笔者自己拟定的），大多属于普通的心理测试，其信度和效度都是有限的，它只是诊断人的心理特征的一种辅助工具。

　　在撰写和出版过程中，笔者得到了热情鼓励和众多帮助。亲和源集团有限公司董事长奚志勇先生和亲和源集团有限公司副总裁侯坚女士，曾在有关会议上几次提到笔者研究老年心理一事，并给予了充分肯定。在此，谨向他们表示敬意和感谢。还要感谢为此书撰写给予关心、支持的上海亲和源老年服务有限公司总经理秦芳女士和亲和源老年公寓主任徐露女士，更要感谢亲和源老年生活形态研究中心主任姚慧女士以及刘海燕、郭延通、杜泽天、孙砾等研究员为本书出版做的大量工作。

本书在撰写过程中，引用了许多专家、学者的宝贵研究成果，他们的成熟见解、理论和实践，给予笔者不少启发和帮助，使笔者得以顺利完成书稿，在此谨向他们表示由衷的谢忱。

笔者学识浅薄，水平有限，书中不足不当之处在所难免，望读者不吝赐教。

编　者

2018年8月

图书在版编目（CIP）数据

阳光心态 / 胡光玉编著．—上海：上海科学普及出版社，2018
（老年健康生活丛书 / 陈积芳主编）
ISBN 978-7-5427-7292-3

Ⅰ.①阳… Ⅱ.①胡… Ⅲ.①老年人—心理保健 Ⅳ.①B844.4②R161.7

中国版本图书馆CIP数据核字（2018）第160447号

策划统筹	蒋惠雍
责任编辑	俞柳柳
装帧设计	赵　斌
绘　　画	顾丽萍

阳光心态

胡光玉　编著

上海科学普及出版社出版发行

（上海中山北路832号　邮政编码200070）

http://www.pspsh.com

各地新华书店经销　　上海盛通时代印刷有限公司印刷
开本 710×1000　1/16　印张 13.5　字数 150 000
2018年8月第1版　　2018年8月第1次印刷

ISBN 978-7-5427-7292-3

定价：38.00元

本书如有缺页、错装或坏损等严重质量问题
请向工厂联系调换
联系电话：021-37910000